JN119352

さらば、認知症…

人生100年時代を生き抜くために

■著者■

渡辺正樹（渡辺クリニック・院長）

勝野雅央（名古屋大学医学部脳神経内科・教授）

株式会社 ワールドプランニング

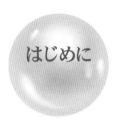

はじめに

　皆さんは認知症という病気にどのような印象をお持ちでしょうか？「怖い」「自分が認知症になって家族に迷惑をかけたくない」「一度なってしまったら治らない」「できればなりたくない」そのように思う人が多いのではないでしょうか．周りに認知症の人がおられて，病気のつらさを実感されている人々も少なくないと思います．

　「敵を知り己を知れば百戦危うからず」という言葉があります．認知症を敵とするならば，まずは認知症を知り，自分でなにができるかを知ることが大切だと思います．認知症とは「そもそもどのような病気なのか？」「なぜ歳を取ると認知症になるのか？」「新薬レカネマブとはどのような薬なのか？」「認知症になりやすい人とはどのような人なのか？」「予防法はあるのか？」等々．この本では皆さんのこのような疑問にすべてお答えしています．そして，認知症に「さらば」という日を迎えるために今日からできることをお伝えしたいと思い，記しています．

　認知症の代表格であるアルツハイマー病の患者さんが世界で初めて報告されたのは 1906 年です．それから 90 年ほど経った 1990 年代に，アルツハイマー病の原因が判明しました．アミロイド β とタウという 2 種類のタンパク質が神経細胞を弱らせることで認知症になるとわかったのです．この発見を聞いて世界中の研究者が，アミロイド β を退治すれば「認知症は治る！」と考えました．

　しかし，現実は厳しいものでした．脳のアミロイド β を減らす薬が数多く開発され，患者さんでのテスト（臨床試験）が行われ

ましたが，どれも認知症の進行を抑えることができませんでした．この間，認知症に対する薬の開発を断念した企業もありました．いわば「失われた30年」です．

　この暗黒の時代を耐え忍んで登場したのがレカネマブです．「アミロイドβを退治すれば認知症は治る！」ことを証明し，日本でも承認された初めての薬です．レカネマブの登場には2つの大きな意味があります．動物実験などでわかっていた「アミロイドβを減らすことで認知症を治療できる」という仮説が，患者さんで治療という形で証明できたことです．もうひとつは，あきらめなければいつかは科学の力で世界が変わる，ということです．レカネマブが登場するまで，たくさんの研究者と企業が開発を行ってきました．そして，臨床試験には何千という患者さんが参加し，家族もそれをサポートしてきました．レカネマブは認知症という難敵に立ち向かった，われわれ人類の勝利の1歩なのです．

　レカネマブが登場した今でもなお，認知症はヒトの尊厳にかかわる重い病気です．しかし1人ひとりがあきらめずにできることをすれば，リスクを減らすことはできます．すでにそうした研究成果も出てきています．

　本書は，勝野雅央（名古屋大学神経内科・教授）と渡辺正樹（渡辺クリニック・院長）が，認知症（アルツハイマー病）について，お互いのこれまでの経験，意見を出し合って，取り組み方，サバイバル術を考えていきたいと思い，まとめたものです．

　この本の内容が，皆さんの認知症に対する理解を深め，前向きに，健やかな生活を送っていただける一助となることを祈っています．

2023年12月

渡辺クリニック・院長　渡辺　正樹
名古屋大学医学部脳神経内科・教授　勝野　雅央

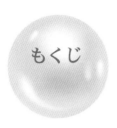

もくじ

第1章

もっと認知症のことを知ろう

- 新薬（レカネマブ）が出た！
- 認知症の原因はどこにあるのか？

1-1. だれでも認知症になります

　「認知症になるくらいなら，死んだほうがマシ」「自分に限っ
て認知症になんかならない」という発言をよく聞きます．大きな
間違いです．

　そもそもアルツハイマー病は，発症する 20 年ほど前からその
原因とされているアミロイド β という異常物質が脳内に増えてい
くことから始まるのです．アミロイド β は程度の差こそあれ，中
年期を迎えたらだれでも脳内に生まれてくるのです．「死んだほ
うがマシ」と捨てゼリフを吐く人たちの脳内にも，おそらくアミ
ロイド β がすでにたくさん溜まっているはずです．だから，だれ
でもいつかは認知症になる可能性があるのです．

Prof. 勝野

言い換えれば，認知症になれるまで
長生きできたということです！

　100 歳まで生きることが可能となった現代に生まれたわれわれ
は，いつか認知症になるという前提で人生を送らなければならな
いのです．「認知症」と診断された日から，特別な人生が始まる
わけではありません．

　認知症といってもいろいろな種類がありますが，圧倒的に多い
のがアルツハイマー病といわれるものです．前述したように 20 年前
から認知症になる原因であるアミロイド β が蓄積されるということ
は，中年期から「アルツハイマー病の道」を歩み始めているという

ことです．だからこそ，覚悟と備えが必要なのです．

　現在，わが国には700万人もの人が認知症だと推定されています．その原因の第一は高齢化です．昔は"認知症になる年齢まで長生きできなかった"のです．ところが現代は平均寿命が80歳をはるかに越えています．"呆けるまで長生きできる"ようになったのです．このまま高齢化が進むと，認知症は1000万人に達する可能性もあります．

　認知症が嫌われるのは，判断力などが低下して，自分で身の回りのことができなくなることが理由のひとつです．その結果，周りの人に迷惑をかけることになります．それと同時に経済的なことも切実な問題になってきます．認知症が進むとお金が掛かるのです．いままでは医療保険，介護保険で国は認知症の人をある程度守ってきたわけですが，患者数が2倍に膨れ上がったら，国はその負担に耐えられるでしょうか？

　少子高齢化に加えてコロナ禍で，国の経済的体力は底をついていると考えざるを得ません．そうなればどうなるでしょう？　おそらく治療可能な疾病に力を注ぎ，認知症のように治らないとされている疾病にはお金を回す余裕はなくなるのではないかと考えられます．現に国の認知症への政策も，「治療」から「予防」へ，さらには「共生」にシフトチェンジしています．

少しでも認知症を先に延ばして！

Dr. 渡辺

1-2．認知症かどうかは簡単にわかります

　認知症はひとつの病気を指すのではありません．認知症を起こす病気にはさまざまなものがあり，その代表格がアルツハイマー病です．アルツハイマー病は認知症全体の約6割を占めるといわれています．そのほかにも血管性認知症，レビー小体型認知症，前頭側頭型認知症など，いろいろなタイプがあります．

　このように，アルツハイマー病は認知症のひとつなのですが，最近は，このアルツハイマー病が猛烈に増えてきています．どうしてアルツハイマー病が増えたかは，高齢化に加えて栄養過多の食生活が関与しているのだと思います．現にアルツハイマー病は欧米，すなわち先進国に多い傾向があり，先進国は後進国より栄養過多傾向であるといえます．この栄養過多というワードを基にアルツハイマー病への対策を考えていくことが重要です．

アルツハイマー病は先進国の認知症！

　また認知症になると，記憶力や判断力など脳の機能が低下し，日常生活に支障をきたした状態になります．認知機能はテストすることで測ることができます．MRIなどの画像検査をすることで脳が萎縮しているかどうかを調べることができます．

　最近ではアルツハイマー病の原因であるアミロイドβをPET（陽電子放出断層撮影）という画像検査や脳脊髄液の検査で調べること

ができるようになりました.

　しかし，このようにいろいろな角度から調べることができると
いうことは，医学が飛躍的に進んだということです．医学が進む
と医療費が高くなるというのも事実です．認知症が爆発的に増え
た現在においては，まずは脳 CT と認知機能テストで当たりをつけ
ることから始めてはどうでしょう．いけないのは認知症を見えない
オバケのように恐れて逃げまわることです.

認知症は発見できます．認知症から
逃げないでください！

1-3．認知症の新しい治療薬 「レカネマブ」の誕生 *!!*

　これまで認知症の治療薬として認められていたのは，神経細胞から放出されるホルモンの量や働きを調整する薬のみでした．その代表的なものがドネペジル（アリセプト®）という薬です．ドネペジルについてはまた後でお話しします．

　一方，認知症の原因を取り除くことについては，アミロイドβやタウというたんぱく質を除去する治療法が 20 年前くらいから開発されてきたのですが，安全で効果がある薬はなかなか見つかりませんでした．はっきり言って，ドネペジルの後の認知症治療薬の開発は失敗の連続だったということです．

そろそろ新薬を！

　そのような背景のなかで，「軽度認知症」と認知症の手前の「軽度認知障害」の人に効果が期待される "夢の認知症治療薬" レカネマブが 2023 年 9 月 25 日に承認されました．レカネマブは抗体というたんぱく質のひとつで，アミロイドβにくっついて，脳からアミロイドβを除去します．これまでの認知症薬（ドネペジルなど）は治療薬ではなく "少しでも進行を抑える薬" でした．ところがレカネマブは "治療薬" の可能性を秘めています．アルツハイマー病の原因物質であるアミロイドβを消し去る

のですから，感染症で原因の細菌を抑える抗生物質と同様の働きがあるわけです．レカネマブと同じ作用をもつ別の薬の開発も進んでおり，認知症の治療は新たな段階に入ったといえます．

　しかしレカネマブには，2つの大きな問題点があります．まず経済的問題です．レカネマブの値段はとびきり高いのです．推定年間300万円以上かかると予想されています．保険が使えるようになれば幸いですが，先に述べたように，わが国にそのような体力は残されているのでしょうか？

　レカネマブが保険薬として使えるようになったとして，アルツハイマー病ならだれでも使えるというほどレカネマブは安易に使えません．それは高額であるからという理由だけでなく，2つ目の難問として投与時期の問題があります．

　アミロイドβが脳内にあるとしても少数でおとなしくしているうちは様子観察でかまいません．またアルツハイマー病でも進行した例は，もはや神経細胞が限界以上に壊れてしまっているので，レカネマブは手遅れです．つまり，レカネマブの治療対象となるのは MCI（認知症の手前の「軽度認知障害」）〜初期のアルツハイマー病の人に限られます．毎年300万円ずつ自費で使ってもらうなら差し支えありませんが，普通ではこれまでの認知症薬と異なり，"試しに使ってみる"というのは無理な相談といわざるを得ません．レカネマブには大きな期待がかかるものの，その前にはいくつもの壁が待っているのです．

レカネマブは万能ではありません！

1-4.「アルツハイマー病の道」を知る

　レカネマブという武器を手に入れたからには，これを有効に使わなければなりません．というか可能ならば使わないに越したことはありません．そのためには「アルツハイマー病の道」とはなにかをしっかり把握しておく必要があります．「アルツハイマー病の道」は中年期から始まります．

　中年期とはアミロイドβが生まれ，増えていく時期です．これが第1段階です．どうしてアミロイドβは生まれて増えていくのでしょう？

　アミロイドβが神経細胞に危害を加えなければ別に問題はありませんが，増加したアミロイドβは徐々に凶暴になっていき，老年期には神経細胞を攻撃し始めるのです．その結果，神経細胞が弱ってきます．これが第2段階です．どうしてアミロイドβは凶

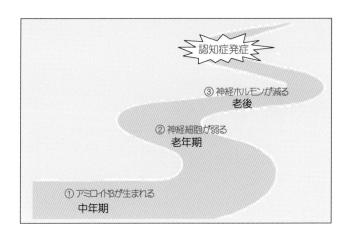

暴になっていくのでしょう？

　神経細胞が減っても，残った神経細胞が頑張って神経ホルモンをつくって情報を伝達しているうちは認知機能は保たれます．しかし，老後になって神経細胞に神経ホルモンをつくる元気がなくなってくれば，脳内の神経ホルモンが少なくなり，認知症に近づいていきます．これが第3段階です．なにが神経ホルモンを減少させるのでしょうか？

これが「アルツハイマー病の道」！

1-5.「レカネマブ」はいつ使えばよいのか？

　アルツハイマー病が発症する 20 年間に 1-4 に記したようなドラマが起こるのです．どの段階で予防すべきかといえば，中年期の第1段階から始めるのがよいに決まっています．中年期が過ぎた人でも，可能な限り早く適切な予防に取り掛かりたいものです．それを怠って，レカネマブを処方してもらうというのは虫がよすぎる話といえないでしょうか？

　これまでの認知症薬であるドネペジルは，第3段階の神経ホルモン減少に対する治療薬です．神経ホルモンといってもアセチルコリンしか補充できません．それも一般的にはアセチルコリンがかなり減少して認知症が明らかになってから処方されます．

　それに対して，レカネマブは第2段階のアミロイドβが神経細胞を攻めるときにアミロイドβを抑える治療薬で，ドネペジルより相当早い時期に投与されなければいけません．それだけに効果が期待できますが，好機を逸してはならないのです．また，あまり早く処方されても，高価な薬だけに経済面で成り立ちません．タイミングが大切なのです．そのほかにもいろいろとオススメの薬があり，これから述べていきますが，要は自分がどの段階にいて，なにをするべきかをザックリと自覚することだと思います．まずはアルツハイマー病の火種であるアミロイドβについて勉強しましょう．

レカネマブやドネペジルが
“ネコに小判”とならないように！

第 2 章

アルツハイマー病の火種，
アミロイド β とは？

2-1. アミロイド β とは何者？

　アミロイド β の由来はまだ完全には解明されていません．アミ
ロイドはアミノ酸の合成物質ですが，アミノ酸の数や合成の仕方
はまちまちです．またアミロイドもいろいろあり，さまざまな臓
器に沈着し機能障害を起こすものやある臓器に限定して沈着する
ものなどがあります．そのなかで脳に分布するアミロイドがアミ
ロイド β といわれるものです．

　一般にタンパク質が分解されてアミノ酸になります．そしてア
ミノ酸は，必要に応じて再び合成されてアミロイドとして何らか
の役割を果たし，普通は役割を終えると排出されるのですが，脳
で役割を終えても脳外に排出されずに脳内に居残ってしまうタチ
の悪いアミロイドがあります．

　これがアミロイド β です．これがゆくゆくアルツハイマー病の原
因となってくるのです．

　これから “脳のゴミ”“脳の敵” であるアミロイド β について
詳しく勉強していきたいと思います．

　アルツハイマー病との戦いに勝つには，まず敵を知ることが大
切です．

アミロイド β にもいろいろあるのです．
アミロイド β のことを勉強しましょう．

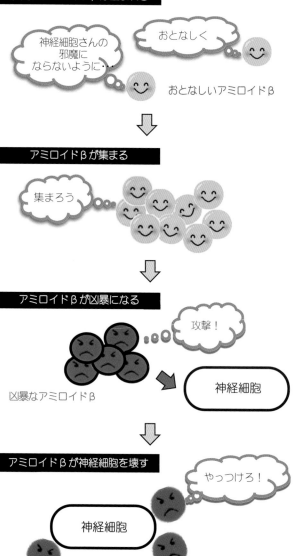

2-2. アミロイドβは脳に存在する 謎のタンパク質

　脳の異物であるアミロイドβは，脳の神経細胞から分離して産生されるといわれています．元は神経細胞の表面のタンパク質（アミロイド前駆体タンパク質；APP といわれます）が切られて産生されたものがアミロイドβです．すなわち，元は神経細胞の一部ということになります．他のアミロイドと同じで，何らかの必要があって神経細胞から切り離されるのかもしれません．

　切り離されたアミロイドβは神経細胞外に移り住み，脳の外へ排出されるはずなのですが，居残るアミロイドβもあるのです．はじめはおとなしく神経細胞外にいても，しだいに増加していき，そのうちに神経細胞を攻撃する凶暴なアミロイドβも現れます．

アミロイドβは，なかなか曲者…！

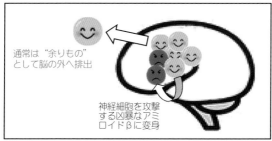

通常は"余りもの"
として脳の外へ排出

神経細胞を攻撃
する凶暴なアミ
ロイドβに変身

2-3. アミロイドβは脳の"余りもの"

　アミロイドβは脳の"余りもの"です．代謝が低下する年頃から，体外に吐き出されるべき有害物質が体内に残っていきます．他の余りものとして内臓脂肪，活性酸素などがあります．内臓脂肪はお腹の中に余った悪い脂肪で，動脈硬化を引き起こします．内臓脂肪が溜まって太っていくことを，一般にメタボ（メタボリック症候群）といいます．ただ太っているだけでなく，内臓脂肪型肥満がメタボなのです．命を縮める肥満というわけです．

　活性酸素は"体内のサビ"といわれ，老化で増えていくことはわかっていますが，ガンの元にもなります．活性酸素により正常の細胞がサビてガン細胞に変わっていき，ガン細胞の増殖が限度を超えるとガンとして発症するのです．活性酸素も命を縮める

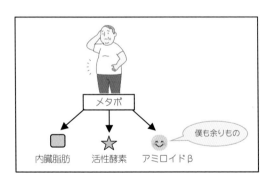

アミロイドβが脳内になぜか出現…！
「アルツハイマー病の道」はここから始まる．

体内の余りものです.

　動脈硬化による脳卒中や心疾患，そしてガンなどで中年期から老年期に命を落とすわけですが，これらを切り抜けてヤレヤレと思っていると，次にアルツハイマー病が襲ってきます. もうひとつの余りものであるアミロイド β がゆっくりアルツハイマー病を発症させるまで増殖してしまったからです.

2-4. アルツハイマー病は"余り病"

　このように現代病は体内の余りものが溜まり続けて，ついには疾病として姿を現す「余り病」なのです．内臓脂肪が溜まって動脈硬化を起こすのがメタボですが，メタボはお腹の余りものである内臓脂肪により起こる「余り病」ということになります．そのように考えると，アルツハイマー病はアミロイドβが余りものとして脳に起こる「余り病」なのです．「脳のメタボ」とも解釈できます．

　動脈硬化やガンといった「余り病」に比べて，アルツハイマー病は余りもの（アミロイドβ）の"潜伏期間"が長いというだけなのです．アミロイドβは内臓脂肪や活性酸素が増えていくのと同じような歩調で脳内に溜まっていくわけです．また内臓脂肪からは活性酸素を増やしたり，アミロイドβを凶暴にするホルモンが分泌されるといわれています．一般に内臓脂肪が溜まって動脈硬化が進む状態をメタボといいますが，広い意味ではガンやアルツハイマー病もメタボと位置づけてよいと思われます．

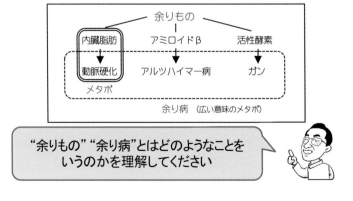

2-5.　インスリンが弱るとアミロイド β が増える

　メタボはインスリンの働きとも大きく関係します．内臓脂肪から分泌されるホルモンによりインスリンが弱体化します（インスリン弱体化）．インスリンは体内の掃除役ですから，インスリンが働かなくなると，体内にいろいろとゴミが溜まっていきます．その代表が血液中の糖質で，糖尿病が発症することになります．

　しかしインスリンの弱体化による病気は糖尿病だけにとどまりません．

　インスリンには，神経細胞や脳の血管を守ることで，脳の機能を正常に保つ作用があります．また，アミロイド β やタウ（神経細胞の中に溜まるゴミ）を掃除することも知られています．こうしてインスリンが弱るとアミロイド β などが増えてくるのです．糖尿病の患者さんにアルツハイマー病が多いのはそのためだと考えられています．

インスリンが弱ると脳のゴミまで溜まるのです

2-6. “余りもの”の溜まる場所

　“余りもの”として，内臓脂肪，活性酸素，アミロイドβなどが挙げられますが，これらは“同じ穴のムジナ”であるといえます．だいたい，同じように体内で増えていくと想定してもいいと思います．中年になって太ってきた→内臓脂肪が溜まってきている→おそらく脳内にはアミロイドβも増えてきているだろうと警戒することが大切だと考えます．内臓脂肪を減らす努力をすれば，動脈硬化を抑えられるだけでなく，将来のアルツハイマー病が防げるとしたら一挙両得です．

　しかしこの３つの“余りもの”は余る場所がそれぞれ異なり，標的も違います．内臓脂肪は動脈，活性酸素は内臓，アミロイドβは脳の細胞に危害を加えます．また一緒に増えるといっても個人差はあるので，内臓脂肪が少なくてもアミロイドβが多い“脳のメタボ”があってもおかしくありません．

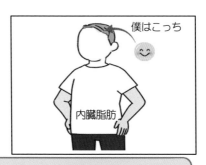

“内臓脂肪”はお腹，“アミロイドβ”は脳に溜まる！

2-7. アルツハイマー病は "足りない病" でもある

　アルツハイマー病はアミロイド β の "余り病" であると述べました．ところが脳内では奇妙な現象が起こります．猛威をふるったアミロイド β がある時点からそれほど増えなくなるのです．攻めてくる敵が増えなくなるわけです．アミロイド β が増えなくても，神経細胞が壊れていくのです（神経細胞死）．

　アミロイド β の勢いが止まったころから，神経細胞が勝手に壊れていき，しばらく経過した後に認知機能が低下していきます．

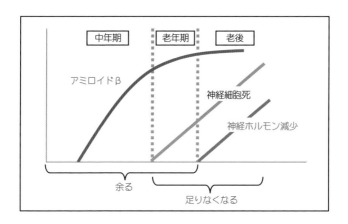

アミロイド β が余った後に
神経ホルモンが足りなくなります

認知機能が低下するということは神経ホルモンが減少してきていることを意味します. この時点では, もはや"余り病"でなく, 神経細胞や神経ホルモンが減っていく"足りない病"の様相を呈していることになります.

アルツハイマー病は"余り病"で始まり, "足りない病"で発症するということになるのです.

2-8. レカネマブは“余り病”に対する薬

　レカネマブは増えて凶暴になったアミロイドβを抑える薬です．アミロイドβは“余りもの”として神経細胞を壊していくのですから，レカネマブは“余り病”に対する薬であると認識すべきです．しかし他の“余り病”であるガンや動脈硬化による血管障害（脳卒中，心疾患）と違って命取りにはならず，ゆっくりアミロイドβは余っていくために，一般に老後まで発症しないのです．

　しかもそのころには“余り病”から“足りない病”へ潮目が変わっており，まごまごしていると“レカネマブの潮目”は終わっているかもしれません．現在の認知症薬であるドネペジルは足りなくなったアセチルコリンを補充する働きがあり，“足りない病”の薬であるわけです．

あなたの脳の中は余っているのか
それとも足りないのか？

2-9. アミロイドβは大脳辺縁系が好き

　"脳の余りもの"であるアミロイドβは中年期から脳に溜まり始めると考えてください．はじめは単なる異物として脳に残るのですが，残りやすい場所と残り難い場所があります．アミロイドβが好きな脳の部位が大脳辺縁系です．大脳辺縁系には記憶を司る海馬があります．アルツハイマー病の最初の症状はひどいもの忘れですが，これはアミロイドβにより海馬が壊されたためであると考えられます．

　なぜアミロイドβが大脳辺縁系に"住みたがる"のかというと，大脳辺縁系が弱い脳だからだと思います．脳は全身の運動や感覚，内臓の動きを操る司令塔で，非常に重要なので異物に対しての警戒体制もシビアです．そのなかで大脳辺縁系はもっとも脆く，異物が住みつきやすい部位なのです．

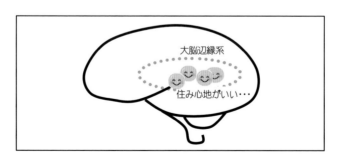

大脳辺縁系は守りに弱い脳なのです

2-10. アミロイド β は脳の共存者？ 侵略者？

　見知らぬ土地に新入りの居住者（アミロイド β）が住み始めたとします．どこの地域も排他的で住み難いなかで，"大脳辺縁系地域"だけがあまり邪魔されず住める環境だったとします．アミロイド β は喜んで住みついていくでしょう．

　そのうちに次から次へとアミロイド β が住みついて，はじめはおとなしく"大脳辺縁系地域"の住民（神経細胞）と共存しているのですが，しかし，そのうちに集団をつくり，地域で勢力を増すようになってきます．これが"アミロイド凝集"という状態です．病理学的にいうと「老人斑」と名づけられています．根が凶暴なアミロイド β はしだいに本性を現し，元々の住民に危害を加えるようになります．おとなしい共存者から凶暴な侵略者に変貌していくのです．

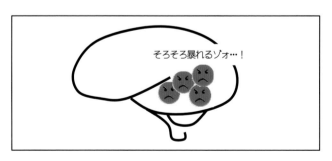

おとなしいはずのアミロイド β が
なぜ変わるのか？

2-11. アミロイド β が神経細胞を攻撃する

　アミロイド β がどんなに増えても神経細胞の外に増えるなら
"共存者"というだけです．しかし集団になって凶暴になったア
ミロイド β は"侵略者"に変貌して，神経細胞を攻撃し始めま
す．アミロイド β と神経細胞の攻防が 10 年くらい続きます．こ
の攻防が続くなかで神経細胞が疲れてしまい，神経細胞同士のつ
ながり（ネットワーク）が悪くなり，ついには神経細胞が死んで
しまい，数が減っていきます．アルツハイマー病でなくても，加
齢により神経細胞はどんどん減っていきます．だいたい 1 日で 10
万個の神経細胞が減るといわれています．そして一定限度以下まで
神経細胞が減ったときに，認知症が発症するわけです．風呂桶の栓
が抜けて水がだんだん減っていく光景を想像してください．
　だれでも 100 歳になれば神経細胞は認知症になるレベルまで減

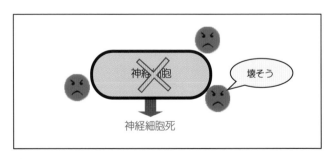

アミロイド β が凶暴になると神経細胞が
減ります

ると思ってください．アルツハイマー病は一般に 80 歳くらいで発症しますが，20 年分普通より神経細胞の減り方が早いのです．風呂の栓の穴が普通より大きく，水の減り方が早いわけです．栓を閉じる薬がこれまではなかったのですが，今回承認されたレカネマブは "風呂の栓を閉じる薬" なのかもしれません．

2-12. アミロイドβが凶暴になるといけない

　アミロイドβが神経細胞を攻撃しなければ，別に神経細胞の近くに住んでいる隣人というだけで問題は起こりません．アミロイドβが神経細胞の外で寄り集まった「老人斑」は脳のシミと考えてよいのですが，これは老化でだれにでも現れる脳の変化です．現に認知症のない老人に，死後解剖をすると老人斑がいっぱい認められることがあり，そのような老人の神経細胞にはアミロイドβの影響はあまりみられないのです．アミロイドβがおとなしければよいのです．

　一般にアミロイドβは誕生して 10 年間くらいはおとなしくしているようです．その後くらいから凶暴化して神経細胞を攻め始めます．アミロイドβと神経細胞の攻防がそれからまた 10 年ほど続きます．「アミロイド君，おとなしくしていて」といいたいところです．

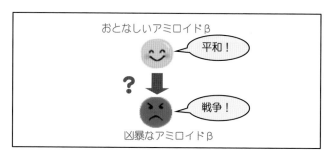

アミロイドβ君，おとなしくしていて…

2-13. アミロイドβは神経細胞を
どのように攻める？

　賊（アミロイドβ）が家（神経細胞）を襲う場面を想像してください．神経細胞の出入り口にあたるのがシナプスという器官です．アミロイドβによりシナプスが壊されると，神経細胞に異変が生じるのです．出入り口の備えが肝心なのです．

　家の出入り口が壊れたら，家の中までおかしくなってしまいます．神経細胞内の「タウ」という部品が剥がれて神経細胞の機能が低下していきます．タウは神経細胞の安定性を保つためのタンパク質です．家の構造を保つ建材のようなものです．ところがタウが剥がれて神経細胞の内部に溜まることにより神経細胞の安定性が保たれなくなり，壊れていってしまいます．そしてついに神経細胞が死ぬと枯れ木のように萎れてしまいます．病理学的にこれを「神経原線維変化」といいます．80 歳を超えるとほぼ100％，脳にタウが溜まっているといわれています．

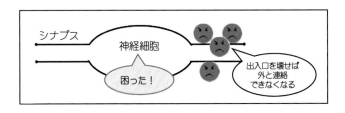

神経細胞の出入口（シナプス）が
まず攻められます

2-14. 大脳辺縁系にはアセチルコリンが
多く存在する

　脳にはさまざまな種類の神経細胞が存在します．おのおのの神経細胞は1種類の神経ホルモンを伝達物質として放出して，情報を他の神経細胞に伝達しています．情報は神経伝達物質によって近くの神経細胞へシナプスを通って取り込まれ，伝えられるわけです．

　たとえば，アルツハイマー病では記憶を伝える神経ホルモンであるアセチルコリンを放出する細胞が壊されやすいことがわかっています．大脳辺縁系にはアセチルコリン細胞が多く分布しており，アミロイドβは大脳辺縁系に住み着きアセチルコリン細胞を攻撃し壊し始めます．その結果，アセチルコリン細胞の分泌が減り，記憶障害が悪化していくわけです．

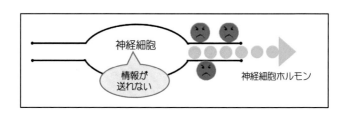

神経ホルモンにはそれぞれ役目が
あるのです

2-15. アミロイド β はアセチルコリン細胞と 相性がよい？

　認知症は「神経ホルモン欠乏症」なのです．アルツハイマー病では，まずアセチルコリン細胞が攻撃されやすいのです．アミロイド β のような脳の有害物質は，それぞれに住みつきやすい脳の場所があるようです．アミロイド β なら大脳辺縁系です．どうして住みやすいかといえば，大脳辺縁系が脆くて攻めやすいと述べましたが，そこに元々住んでいるアセチルコリン細胞と相性がよいからかもしれません．

　大脳辺縁系にはアセチルコリンのほかにセロトニン，ドパミン，ノルアドレナリンなども存在します．アミロイド β がもしセロトニン細胞を攻撃したとすれば，セロトニンは情緒を安定させるホルモンなので，これが不足したときは情緒不安定になります．確かにアルツハイマー病の発症前後において，うつ状態に陥る人も多いし，アルツハイマー病になって被害妄想，暴言，拒絶など，記憶力の低下以外での問題も起こることがありますが，これが原因と考えられます．

アミロイド β（余りもの）も好きな場所，
相手があるんだ・・・

2-16. 前頭葉は弱った大脳辺縁系を助ける

　脳という"国"の中心的部位は前頭葉です. 脳のリーダーといえます. 会社なら社長にあたります. 前頭葉（の神経細胞）が他の脳に司令を出して, 脳全体が活動します. その際, 司令は神経ホルモン（伝達物質）により各部位に伝達されます. 脳という国は前頭葉という総司令部のある地域を中心に動いているのです.

　大脳辺縁系というもっとも守りの弱い地域で敵（アミロイドβ）が暴れて住民（神経細胞）に危害を加えているという情報が前頭葉に入ると, 前頭葉は大脳辺縁系に救援の手を差し伸べます. それにより大脳辺縁系は元気を取り戻し, アミロイドβの侵攻に対抗するのです. もし前頭葉まで弱ったなら, 適切な司令は出せないし, 救援の余裕もなくなります. そしてついには負けてしまうことになります.

前頭葉が他の脳をリードします

2-17.　大脳辺縁系と前頭葉に注意

　まとめると，以下のような感じです．アミロイドβは攻めやすい大脳辺縁系に住み着くようになり，静かに仲間を集めて，だんだん神経細胞を壊すようになっていきます．これを食い止めようと大脳辺縁系は頑張らなければならず，大脳辺縁系が「アルツハイマー病の道」の「第1関門」といえます．

　アミロイドβに大脳辺縁系が攻められる状況を遠く離れた総司令部の前頭葉が見守っています．前頭葉は脳の各領域に“アミロイドβ警戒警報”を発令します．それにもかかわらず大脳辺縁系が制圧され，アミロイドβ被害が大脳辺縁系の上にまで及び，そのトップである前頭葉まで侵略されたとすれば，ゲームオーバーとなります．前頭葉は「最後の砦」なのです．

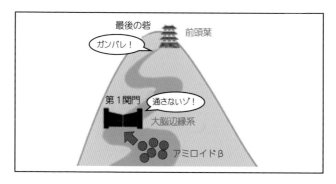

脳とアミロイド β の攻防において，
大脳辺縁系と前頭葉がキーポイントです

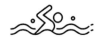

第 3 章

50 歳からの認知症対策

3-1. 「アルツハイマー病の道」に 迷い込まないために

　アルツハイマー病が発症する20年前から，私たちは「アルツハイマー病の道」に乗っていると考えてください．そんな道に乗りたくないと思っても，現代人の多くはどうしても乗ってしまうのです．

　どの段階で予防すべきかといえば，中年期から始めるのがよいに決まっています．すなわち，アミロイドβが生まれない生活を工夫しなければなりません．中年期が過ぎた人でも，できる限り早く適切な予防に取り掛かりたいものです．

　次に老年期は，神経細胞が壊れない工夫が大切です．老後は認知症まであと少しの時期だと意識して神経ホルモンが減らないように最善の努力を払うべきです．それを怠って，仕方がないからレカネマブを飲むというのは虫がよすぎる話とはいえないでしょうか？

　やるべき事はしっかりやらなければなりません．さて，それでは次に，各段階でなにをすべきかを考えていくことにしましょう．

「アルツハイマー病の道」においてなにがダメなのか・・・？

3-2. アミロイド β を増やさないためには
メタボ対策！

　これまで述べてきたことをまとめてみたいと思います.
　アミロイド β はアルツハイマー病の元といわれていますが，そ
れがどうして生まれ，増えていくかは十分に解明されていません.

？　→　アミロイド β 増加

　アミロイド β を増やさないことが第 1 の課題ですが，中年期か
らアミロイド β が増えていく原因のひとつとしてメタボが考えら
れます.

メタボ　→　アミロイド β 増加

　中年期はメタボをどのように抑えるかが課題です.

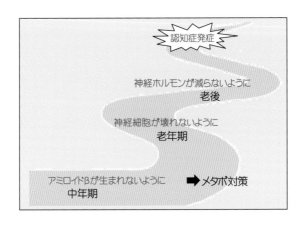

3-3. 神経細胞を壊さないためには
ストレス対策！

アミロイドβは増加すると凶暴化して，神経細胞を攻撃することが予想されます．

　　　　アミロイドβ増加　→　アミロイドβ凶暴化

アミロイドβを凶暴化させないことが大切です．凶暴化の引き金になるひとつの要因として老年期のストレスが考えられます．

　　　　ストレス　→　アミロイドβ凶暴化

アミロイドβが凶暴化するとタウが溜まって神経細胞を壊すようになります．そして，神経細胞は減っていくのです．

　　　　アミロイド凶暴化　→　タウ　→　神経細胞減少

老年期はストレスをどのように減らすかが課題です．

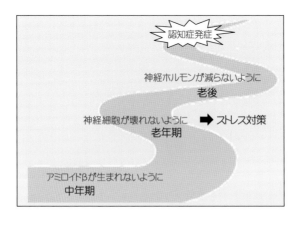

3-4. 神経ホルモンを減らさないためには
フレイル対策！

　神経細胞が減っても神経ホルモンを出しているうちは情報が脳内に伝わります．しかしあまり神経細胞が減ると神経ホルモンも足りなくなります．

神経細胞減少　→　神経ホルモン減少

　老後において神経ホルモンの減少を後押しするのがフレイル（加齢や疾患によって身体的・精神的に機能が衰えた状態）です．フレイルが加わると神経ホルモンはどんどん減っていきます．

フレイル　→　神経ホルモン減少

　神経ホルモンが減ると認知機能が低下していくことになります．

神経ホルモン減少　→　認知機能低下

　老後はフレイルにどのように備えるかが課題です．

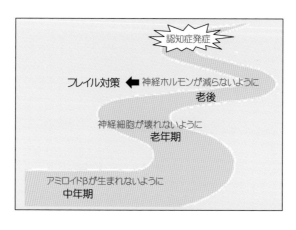

　認知機能が限度を超えて低下すると，ついにはアルツハイマー病として発症してしまうのです．

　　　　認知機能低下　→　アルツハイマー病

　以上のような道程を辿り「アルツハイマー病の道」を進んで行くのです．だからこそ，予防すべきなのです．

「アルツハイマーの道」に沿って
予防することが大切です

3-5. まず気をつけることは？

【対策1】メタボ，ストレス，フレイルのどれに注意？

　まず第1に自分はどの段階で，なにに気をつければよいかをだいたい心得ることです．個人差はありますが，中年期（50〜64歳）にメタボ，老年期（65〜74歳）にストレス，老後（75歳〜）にフレイルを予防すればよいと思います．

　注意しなければならないのは，メタボでは“食べ過ぎないようする”であるのに対して，フレイルでは“できる限り食べるようにする”と方針が真逆になるということです．体重が増えていく時期はメタボのモード，徐々に減っていけばフレイルのモードと考えるとよいでしょう．

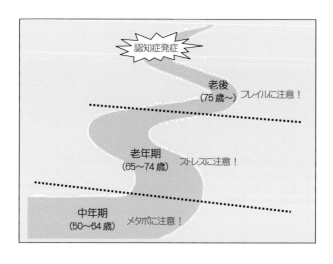

【対策 2】悪い生活スタイルを自覚する

　下の図のように，各時期で好ましくない生活スタイルが報告されています．それぞれ集約すれば，結局はメタボ，ストレス，フレイルにつながることになります．

　自分の該当する時期で好ましくない生活スタイルをチェックしてください．当てはまれば，できる限りそれらを取り除きましょう．メタボとフレイルは食生活がかなり異なります．ストレスに関しては老年期ばかりでなく，中年期，老後においても好ましくないといえます．

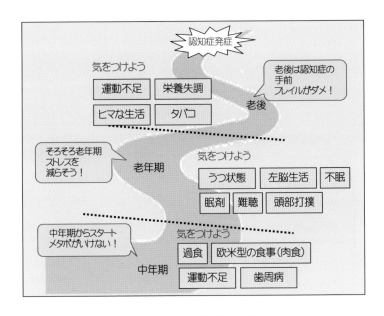

私は老年期に入ったばかり・・・
過食と運動不足は大敵，そして
睡眠は特に重要！

【対策３】タンパク質をしっかり摂る

　タンパク質は中年期，老年期，老後を通していろいろな意味で大切な働きをします．タンパク質はメタボ，ストレス，フレイルの予防のすべてに必要なのです．中年期においては，内臓脂肪を燃やすための筋肉を増やすのにタンパク質は欠かせません．魚，豆がオススメです．老年期ではストレスでどんどんタンパク質が消費されるので，補充しなければなりません．魚，豆に加えて，ビタミンＢの多い卵もオススメです．老後にフレイルを防ぐには筋肉減少を防ぐ必要があるので，タンパク質を努めて摂らなければなりません．肉もじゃんじゃん食べてください．

　タンパク質の代謝を進めるため，ビタミン，ミネラルもしっかり摂りましょう．そのためには自然食品です．

　どの時期でもタンパク質は重要です．タンパク質になにを加えるとさらに効果的か，下の図を参照にしてください．

　中年期においては，内臓脂肪をうまく処理するために EPA（青魚），Fiber（食物繊維）をたくさん摂るよう意識すべきです．

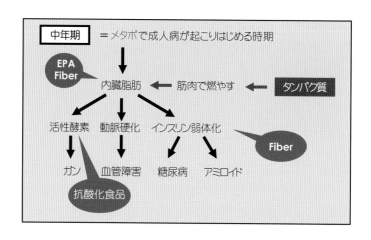

　老年期においては，ストレスでタンパク質ばかりかビタミンC も大量に消費されるので精を出して摂るべきです．またストレスに関連して自律神経失調，神経細胞減少も起こるので，ビタミン B を始めとするビタミンやミネラル，抗酸化食品，発酵食品も摂りましょう．

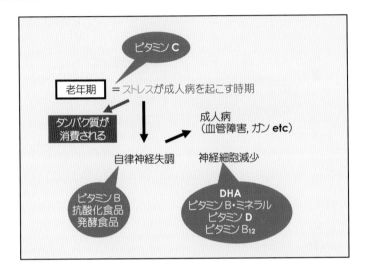

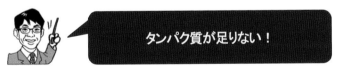

　老後においては，筋肉を始めとしていろいろな臓器やホルモンが減っていくので，タンパク質は必須です．筋肉からグルタミンが分泌され，消化や免疫を司るので，グルタミンも追加するとよいでしょう．同じタンパク質（アミノ酸）でも記憶力低下を感じたらレシチン，情緒不安ならトリプトファン，意欲減退ならチロシンを多く摂ると効果的です．

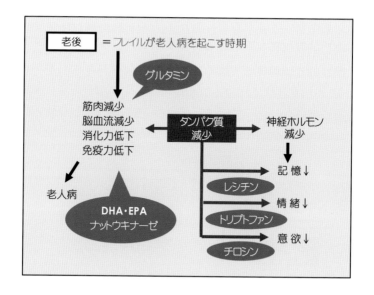

【対策４】散歩を楽しむ

　内臓脂肪は有酸素運動でゆっくり燃やすのが鉄則です．有酸素運動の代表が散歩で，内臓脂肪を燃やさなければならない中年期の散歩の合言葉は「テクテク」です．内臓脂肪は悪い脂肪ですが，良いところは皮下脂肪に比べて燃やしやすい点です．内臓脂肪を燃やすには１日7,000～8,000歩が必要といわれます．

　老年期に心がける散歩の合言葉は「もくもく」です．「もくもく」散歩で傷ついた大脳辺縁系が癒されて，情緒が安定していきます．こうして大脳辺縁系はストレスに強くなるのです．アミロイドβにも対抗できるようになります．

　老後は神経ホルモンが不足していく時期で，いろいろ工夫して神経ホルモンを増やさなければなりません．そのひとつの方法として「ワクワク」散歩があります．楽しい気分で歩くことが大切

です．目標の距離まで歩けたという達成感，楽しみにしていた場所まで行く期待感も「ワクワク」につながります．「ワクワク」により前頭葉が元気になり，意欲が向上します．しっかり足を上げて転ばない心得も大切です．

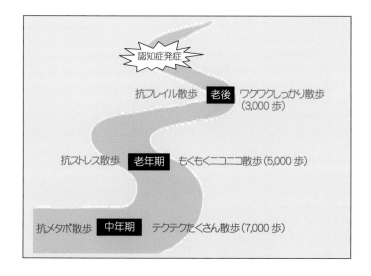

テクテク，もくもく，ワクワクの意味を
意識して・・・！

第 4 章

中年期はメタボを抑える

4-1. 中年期はメタボが危険

　アミロイドβはある数まで脳内に溜まると神経細胞を攻撃する可能性が高くなることは既にお話ししました．それならば，その"ある数"に達するのを遅らせれば，レカネマブをあわてて投入することもなくなるし，投入する必要もなくなるかもしれません．そのためにはメタボ管理が大切です．

　その人の体質，遺伝により余りものの種類や量が異なります．内臓脂肪が少なく太っていなくても，脳内にはアミロイドβがいっぱい溜まっている人もいるかもしれません．しかし，アルツハイマー病は"脳のメタボ"といい，普通のメタボと原理的には同じです．内臓脂肪が増えたら，アミロイドβも増えると考えてください．

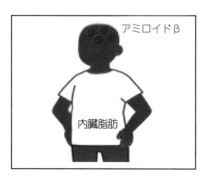

内臓脂肪とアミロイドβはいっしょに
増える！

4-2. メタボを抑えるということは？

　中年期には，アミロイドβが脳に溜まり始めることを自覚してください．太ってなくても脳内にはアミロイドβが溜まっている人も多いかもしれませんが，メタボの人は特に注意してください．

　メタボとは結局，有害物質が体内に溜まってきた状態を指すのです．有害物質の代表が内臓脂肪で，アミロイドβはその兄弟分ということです．

　とはいっても，アミロイドβを調べるより内臓脂肪のほうが調べやすいので，"内臓脂肪が減ればアミロイドβも増えないだろう"という考えで，内臓脂肪を目安に摂生すればよいと思います．

　メタボを抑えるということは，内臓脂肪を減らすことだと考えてください．

内臓脂肪を減らせば，アミロイドβも
抑えられる（かもしれない）

4-3.　メタボ健診受けていますか？

　現代人の病気の起源はメタボです．内臓脂肪がお腹周辺に溜まって動脈硬化が起こりやすくなり，脳卒中や心疾患のような血管障害が引き起こされるのです．戦後，欧米化したわが国においてメタボは国民病といってもよいかもしれません．

　現在，メタボ人口は約 1,000 万人，予備群も合わせると 2,000 万人いるといわれています．メタボによる諸々の 1 か月の医療費が 8〜12 万円ですから，メタボを予防すると年間約 1 兆円の節約ができることになります．国もそのことに気づき，2008 年（平成 20 年）から 40〜74 歳の国民を対象にメタボ健診（特定健診）を開始しました．メタボ健診でのメタボの基準は以下のとおりです．

❶ 肥満
　　　ウエストサイズ　男性 85cm 以上，女性 90cm 以上
❷ 以下の 3 項目のうち 2 項目を満たす
　　　・脂質異常症（以下のいずれか，または両方）
　　　　　中性脂肪値　150mg/dl 以上
　　　　　HDL コレステロール値　40mg/dl 未満
　　　・高血圧（以下のいずれか，または両方）
　　　　　収縮期血圧（最高血圧）　130mmHg 以上
　　　　　拡張期血圧（最低血圧）　85mmHg 以上
　　　・高血糖
　　　　　空腹時血糖値　110mg/dl 以上

4-4. 実際に内臓脂肪は多いのか？

　ただ太っているだけでは厳密にはメタボとは言い切れません．メタボ健診でメタボが疑われたとしても，実際のメタボは「内臓脂肪が多い」ことが条件です．体内で栄養分が余ると脂肪として蓄えられます．脂肪のなかでも良い脂肪が皮下脂肪で，悪い脂肪が内臓脂肪です．内臓脂肪は腹部のエコーか CT で調べることができます．メタボ健診で引っかかった人は，内臓脂肪をチェックすべきです．

　一般に腹部エコーによるメタボの基準は，内臓脂肪≧10mm です．内臓脂肪が多ければアミロイドβも多いかもと警戒すべきです．

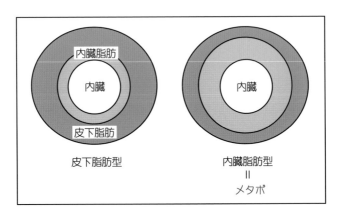

内臓脂肪は簡単に調べられます！

4-5. 動脈硬化は進んでいないか？

　内臓脂肪が多ければ，将来のアルツハイマー病を警戒すべきですが，もっと身近に命取りの病気も近づいてきていると認識すべきです．それは，動脈硬化です．

　内臓脂肪は悪い脂肪です．高血圧，糖尿病，高脂血症などの動脈硬化危険因子を引き起こすホルモンを分泌して，動脈硬化を進めます．動脈硬化はある時点までは痛くも痒くもありません．ところが動脈硬化が進んで，動脈が破れたり詰まったりすると命に関わる血管障害を起こします．脳卒中や心筋梗塞といわれるものです．内臓脂肪の多い人は動脈硬化の進み具合を調べておくことが重要です．血管年齢（血管の硬さ），頚動脈エコーでのプラークが 10 年以上進行した人は，動脈硬化が進んでいると思い，気を引き締めてください．

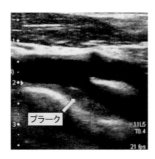

頚動脈のプラーク
（頚動脈エコー）

動脈硬化も怖いけど調べられます！

4-6. メタボでアミロイド β が暴れる

　メタボでアミロイド β が増えるのですが，それだけではありません．増えたアミロイド β が凶暴になってもいきます．内臓脂肪から活性酸素を増やすホルモンが分泌され，活性酸素がアミロイド β を凶暴にするという説があります．

　活性酸素は体内のサビで，組織を腐らせる異常物質ともいえます．ガンや動脈硬化を引き起こすことになります．このように活性酸素は組織の悪性度を上げるのです．活性酸素はアミロイド β の悪性度も上げて，おとなしいアミロイド β から凶暴なアミロイド β に変化させるともいわれています．

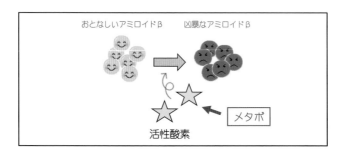

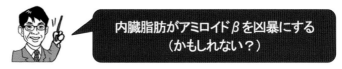

4-7.　内臓脂肪を減らそう！

　氷山があるとします．高血圧，糖尿病，脂質異常症などの氷山が立っています．これらは動脈硬化の危険因子です．氷山の下の水面下には…，内臓脂肪が隠れているのです．それぞれの危険因子の治療も必要な時もありますが，根本は内臓脂肪を減らすことが大切です．

　内臓脂肪を減らして動脈硬化ばかりかアミロイドβも抑えましょう．内臓脂肪はいろいろな現代病の根源であるといえますが，その中にアルツハイマー病も入っているのです．

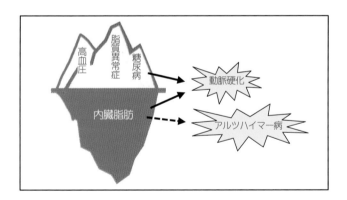

内臓脂肪は成人病（血管障害, ガン）の元．
その先にはアルツハイマー病も！

68

4-8. 中年期の対策とは？

【対策5】歩かないなら腹七分

　中年期の合言葉は「歩かないなら腹七分」です．基本的には物足りないくらいの食事量で我慢すべきです．余った栄養が内臓脂肪，アミロイドβなどになって溜まっていくからです．目安は腹七分．それからの一分ずつが内臓脂肪につながると自覚してください．そしてまず，アルコール，デザートなどの嗜好品を我慢してください．次に，ご飯，麺など炭水化物を食べない．これで一分．おかずは肉より魚がよく，これで一分です．

　朝，昼の食事は普段どおりでも，運動しなかった日は，夕食を半分に減らすくらいに心がけるべきです．

 豆知識 ① 成人病データの目標

- 血圧 130/85 未満を目指す
　高血圧は動脈硬化の第 1 の危険因子です．高血圧は遺伝，塩分過剰摂取，肥満で起こります．特にメタボでは内臓脂肪から血圧を上げるホルモンが分泌されます．塩分制限とともに，有酸素運動，腹七分を心がけましょう．
- 空腹時血糖値 110 未満を目指す
　糖尿病が万病の元といわれるのは体中の小血管，大血管の

動脈硬化を起こすからです．空腹時血糖 110 未満，あるいは食後血糖 140 未満，1 か月の血糖値を表すヘモグロビン A1c を 6.0 未満にしましょう．

● 中性脂肪値 150 未満を目指す

　中性脂肪は運動不足の割に食べすぎると増えます．車のガソリンのようなもので，走らせないなら必要以上にガソリンを入れる必要はありません．中性脂肪は内臓脂肪の元になり，やがて動脈硬化につながります．中性脂肪はデザート類，アルコール類に多く含まれます．運動しないなら，褒美（デザート，アルコール）は我慢してください．

● HDL コレステロール値 40 以上を目指す

　HDL は善玉コレステロールといわれます．体内の脂肪や動脈などに溜まったコレステロールを肝臓に運ぶトラックのような働きをします．HDL が少ないとコレステロールが置き去りになり，内臓脂肪や動脈硬化が悪化していきます．HDL は運動不足，タバコ，糖分で低下します．ダイエットのしすぎでも低下します．美味しい食事を食べるために，どんどん運動してください．

● LDL コレステロール値 120 以下を目指す

　LDL はコレステロールを動脈に運んで捨ててくるトラックのようなもので，直接的に動脈硬化を進めるので，悪玉コレステロールとよばれます．動脈硬化がないスベスベの血管なら LDL はいくらでもかまわないのですが，動脈硬化が出てきたら 120mg/d*l* 以下に下げるのが無難です．動脈硬化が高度になってきたら，100mg/d*l* 以下に下げましょう．LDL は夜の美食（脂っこい食事，乳製品）で上がります．どうせ食べるなら，朝か昼にしてください．

【対策6】赤筋ストレッチで脂肪を燃やす

　散歩のような有酸素運動だけでは内臓脂肪があまり減らない人は，赤筋（インナーマッスル）のストレッチを加えましょう．筋肉は大きく赤筋と白筋に分かれますが，血流が多い赤筋でしか脂肪は燃やせません．赤筋は姿勢を保つなどの持続力を出します．赤筋が弱ると縮んで硬くなっていくので，ストレッチで筋肉を伸ばして血流をよくしてあげましょう．そうすれば内臓脂肪がより多く燃やせます．

　1回のストレッチで20秒以上ゆっくり時間をかけて，赤筋を伸ばしてください．以下のように行うと10分くらいかかります．

● 立って（座って）
❶ 両手を挙げて背伸びする（→脊柱起立筋，腹横筋）

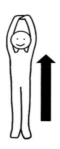

❷ 左右へ状態を倒す（→腰方形筋）

 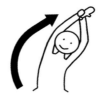

❸ 挙げた手を横に広げてバンザイして胸を張る（→小胸筋）

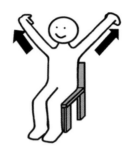

❹ 足裏を合わせて両膝を外へ倒す（→内転筋）

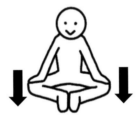

● 寝て

　❺ 両膝を抱えて腰を伸ばす（→多裂筋）

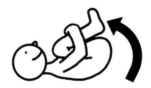

❻ 左右片膝ずつ抱えてお尻を伸ばす（→中臀筋）

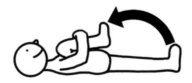

❼ 両膝を立てて左右に倒す（→腹斜筋）

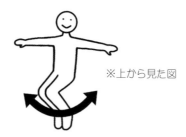

※上から見た図

❽ 左右の膝を片方ずつ内側に倒しお尻を伸ばす（→小臀筋）

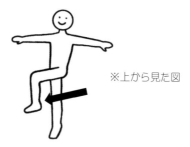

※上から見た図

❾ 左右の足を膝を伸ばして持ち上げる（→ハムストリングス）

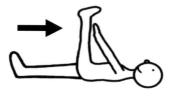

❿ 左右膝を後ろに引いて太ももを伸ばす（→腸腰筋, 大腿四頭筋）

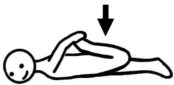

【対策7】メタボ（内臓脂肪）を減らす EPA 剤

　内臓脂肪の代謝を進めるためには不飽和脂肪酸の多い EPA の食材が有効です．青魚に多く含まれます．だいたい１日にイワシ５〜６匹食べると目標に達するといわれますが，なかなか難しいので，EPA 剤で代用するのも一策です．

　EPA は血液をサラサラにするため脳血流改善作用も期待できます．また EPA は体内で DHA に変化し，DHA は脳の神経細胞膜を柔らかくする作用があるといわれます．いろいろな面で EPA は認知症予防に働くのです．

 豆知識 ② 脂肪を分けると？

　脂肪には中性脂肪，コレステロール，脂肪酸などがあります．いろいろな種類の脂肪酸が集まって中性脂肪やコレステロールが出来上がります．脂肪酸には飽和脂肪酸と不飽和脂肪酸があり，内臓脂肪は飽和脂肪酸で増えていきます．逆に不飽和脂肪酸は内臓脂肪を減らすといわれています．特に，メタボが進んでいく時期は，不飽和脂肪酸を摂るよう心がけるべきです．

● 飽和脂肪酸 →内臓脂肪増加：
　　獣油；バター，ラード，ココナッツ油
● 不飽和脂肪酸 →内臓脂肪減少：
　　植物油；・オレイン酸（ω9）／オリーブ油，なたね油，ア
　　　　　　　　ーモンド油
　　　　　　・リノール酸（ω6）／大豆油，ごま油，コーン油
　　　　　　・αリノレン酸（ω3）／えごま油，あまに油
　　魚油；・EPA　DHA（ω3）

【対策８】内臓脂肪を流す食物繊維

　現代人には食物繊維も不足しています．食物繊維は腸管の脂肪を体外へ押し流す働きをします．不足がちなら，これもサプリメントで補充することも考えて下さい．特にメタボの人はしっかり補充しましょう．

　食物繊維は腸内環境を改善します．腸内環境が悪いとインスリンの働きが悪くなります．インスリンは糖質が腸管にきたら出動しますが，その“働き場所”が汚いとやる気をなくすのか，動きが鈍くなってしまいます．インスリンが働かなくなると，アミロイドβが増えることになります．

　メタボによい食材をまとめると，以下のような食材がオススメです．
　①脂肪を処理する食材
　　・食物繊維　：野菜，ワカメ，豆，イモ，キノコ
　　・EPA　：青魚
　②脂質，糖質の代謝を整える食材
　　・ビタミンB：豚肉，ブロッコリー，卵，レバー，ゴマ
　③代謝を上げる食材
　　・アリシン　：ねぎ，ニラ，にんにく
　　・ジンゲロール　：生姜

　メタボを乗り切れば，“やさしい孫“にも巡り会えます．まず「まごわやさしいね」を目指しましょう！

```
  ま =豆    ご =ゴマ    わ =ワカメ
  や =野菜  さ =魚  し =生姜  い =イモ  ね =ネギ
```

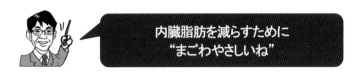

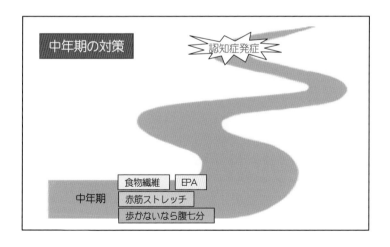

第 5 章

老年期はストレスを減らす

5-1.　老年期の敵はストレス！

　牙を剥き始めたアミロイドβの追い風になるのがストレスです．老年期になり弱り始めた神経細胞，特に大脳辺縁系の神経細胞にストレスが降りかかると，いっそう弱っていきます．戦争が長引いて弱った兵隊（神経細胞）の戦意が喪失していくようなものです．そこに敵（アミロイドβ）が攻めてきたら，ひとたまりもありません．

　少なくとも兵隊（神経細胞）の戦意を高めておく必要があります．そのためにはストレスを減らす，ストレスに強くなることです．徐々にもの忘れを自覚するようになるこの時期，あまりもの忘れを悲観しないようにしましょう．周りも，その人のもの忘れをしつこく指摘するのはやめましょう．

老年期はストレスが神経細胞を
弱らせる！

5-2. 老年期にアミロイドβが牙を剥く

　アミロイドβが大脳辺縁系に住みついて約 10 年．アミロイドβは本性（?）を現して，それまで共存していた神経細胞を攻撃し始め，神経細胞が壊れていきます．老年期の脳内では，アミロイドβと神経細胞の攻防が繰り広げられているのです．

　このあたりがレカネマブの効果がもっとも期待できる時期ですが，それほど早い時期から使うのは困難です．認知症の症状はまったくありませんし，コストの面からも無理があります．もう少しアミロイドβにおとなしくしていてもらわなければなりません．その工夫をするのが老年期の生活の課題です．そのためには，この時期はストレス対策が肝心です．

老年期はそろそろアミロイドβが
凶暴になりますよ…

5-3. 老年期のストレスでさらにアミロイドβが凶暴になる

　老年期になるとインスリンはいよいよ弱っていきます．インスリンは体内の掃除役ですから，体内にゴミが溜まっていきます．そのことで脳は危機感をもちます．そのようになってくると体内にストレスが溜まり，自律神経失調症も引き起こされることになります．そのような老年期に外からもストレスが加わると，自律神経はさらに悪化することになります．

　自律神経失調症はまず交感神経が高まることから始まり，そのうちに交感神経に対抗していた副交感神経が弱っていきます．交感神経が強くなると活性酸素が生まれ，活性酸素によりアミロイドβはさらに凶暴になっていきます．アミロイドβが穏やかな共存者から侵略者に変貌していくのです．

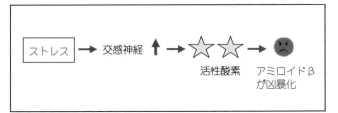

ストレスで交感神経が強くなる．
そうなると活性酸素が増える．大変だ！

5-4. 副交感神経が低下すると
悪いアミロイドβが残る

　副交感神経は交感神経と対抗して内臓を休息モードに導きます．また体内の有害物質を吐き出す働きをします．副交感神経がアミロイドβを脳の外へ吐き出すのです．

　交感神経でアミロイドβが暴れているのに，副交感神経がそれを吐き出せないなら，どんどん悪いアミロイドβが脳内に残っていくことになります．メタボで余った有害物質が，自律神経失調症で悪化するばかりか吐き出せなくなるわけです．アルツハイマー病でなくとも，現代病はメタボ+ストレス（自律神経失調症）で有害物質が悪化して体内に溜まっていくことで起こるのではないかと思います．すなわち「余り病」なのです．

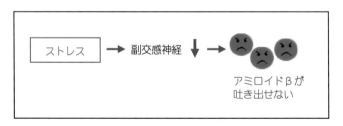

副交感神経が低下すると, ゴミが
どんどん溜まる. 大変だ！

5-5. 老年期に神経細胞がどんどん 壊れていく

　老年期は神経細胞がどんどん壊れていく時期です．特に大脳辺縁系の神経細胞は脆く，壊れていきやすいのですが，これにストレスとアミロイドβが拍車をかけます．

　神経細胞は１日 10 万個ずつ死んでいくといわれますが，大脳辺縁系の神経細胞はおそらくもっとも速いスピードで減っていきます．

　大脳辺縁系の萎縮が他の部位より強い場合は，アルツハイマー病の可能性を考えなければなりません．MRI を用いて海馬（大脳辺縁系）と脳全体の萎縮の比率を数値化することで（VSRAD 検査といいます），大脳辺縁系の神経細胞が特に壊れていることも推測できます．

特に大脳辺縁系の萎縮に注意！

5-6. アミロイドβを凶暴にさせないために

　アミロイドβが増えなければ凶暴になることはないと思います．この点に関しても，中年期からのメタボの管理はきわめて大切です．老年期になったときは，さらにストレスを減らすことに気をつけてください．

　残念ながらアミロイドβが増えてしまっただろうと自覚のある人は，老年期のストレス対策をよりいっそう頑張らないといけません．アミロイドβが増えていても，おとなしければよいわけで，その鍵はストレスなのです．そもそも老年期の神経細胞は壊れやすくなってきているので，ストレスにより生じる活性酸素で余計に壊れます．これにアミロイドβの襲撃が加われば，ダブルパンチということになります．この時期にストレスはいけません．

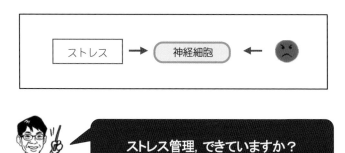

ストレス管理，できていますか？

5-7. ストレスを減らす生活スタイル

　袋の中に食べ残した食べ物の余りが詰まっているとします．体内において，この余りものの代表が内臓脂肪，活性酸素，アミロイドです．

　余りものはそのうちに腐っていくことになります．その結果，動脈硬化，ガン，アルツハイマー病といった"余り病"が起こるのです．

　ストレスは余りものを腐らせるので，ストレスを減らせば"余り病"を防げるとも考えられます．

　ストレスを減らす生活スタイルとして，時間に追われないスローライフ，朝型生活，がまんしない，吐き出す，週に 4，5 回ニコニコ散歩，1 日 10 回大笑い，100 回深呼吸，お風呂に 10 分以上浸かる，などがオススメです．

　ストレスは自律神経失調症の元でもありますから，これらは自律神経調整法にもなります．

携帯電話やパソコンなどに追われない
古き時代のゆったりした生活・・・

5-8. 神経細胞を丈夫にする！

神経細胞は家のようなものです．家（神経細胞）を丈夫にするには，壁（神経細胞膜）が柔軟である，出入り口（シナプス）がしっかりしている，情報やお客（神経ホルモンや栄養分）が入りやすく活気がある（代謝が盛んである）ことが大切です．そのような条件がそろえば賊（アミロイドβ）により壊されにくくなると思います．

ストレスを減らして神経細胞を楽にするほかに，神経細胞膜を柔軟にする DHA，シナプスを支えるビタミン B12，神経細胞の代謝を活発にするビタミン B，ビタミン D，ミネラル（カルシウム，マグネシウムなど）をしっかり摂りましょう．そうすれば，アミロイドβの襲撃にも耐えられます．

生活スタイルのほかに，
昔ながらの食事を取り戻しましょう

ストレスがいかに私たちの生活を
脅かしているか・・・？

5-9.　老年期の対策は？

【対策9】生活にメリハリをつくる

　現代においてストレスとは，時間に追われる忙しい生活によって生まれるのだと思います．夜型生活，運動不足，野外活動の減少などの都会生活がストレスを生むのです．老年期に心がける合言葉はメリハリです．都会生活による歪みを直しましょう．

　「メリ」（=減り，off）は時間に追われずゆっくり休むこと，「ハリ」（=張り，on）はダラダラせずにしっかり行動することです．ストレス，自律神経失調症には on と off の切り替えが大切です．

> 「メリ」：夜は仕事をしない，早めに寝る
> 　　　　イライラカッカしない
> 　　　　イヤな事はやらない，吐き出す
> 　　　　もくもくする（無駄にもみえる単純作業を続ける）

&

> 「ハリ」：朝は早めに起きる
> 　　　　食事は決まった時間に時間をかけて摂る
> 　　　　趣味，訓練，リハビリを休まない
> 　　　　外出する，野外活動をする
> 　　　　ワクワクする（楽しい事をする，予定をつくる）

「メリハリ」簡単なようで難しいですよ・・・

【対策 10】白筋レジスタンス運動でストレスを減らす

　筋肉が減るとインスリンの機能が低下します．インスリンは糖質をエネルギー源として筋肉に運ぶ役割をします．ところが筋肉が減ってしまうと，あまりインスリンは糖質を運ぶ必要がなくなり，サボってしまうのです．インスリンがサボるとアミロイドβも脳内で溜まってしまうので，脳は焦ってしまい，ストレスが生まれます．

　ストレスに対抗するために，筋肉を増やすことは非常に有用なのですが，特に白筋の強化が有効です．白筋はアウターマッスルで，しぼむのも早いかわりに，筋トレで増やすのも早い筋肉です．伸び代が大きい筋肉といえます．白筋は瞬発力を出す筋肉で，弱くなると細く伸びてしまうので，数秒グッと力を入れるレジスタンス運動で白筋は太く（大きく）なっていきます．

　1 日に 1〜3 種類のレジスタンス運動を 1 セット 20 回，休みながら 1〜3 セット．サーキット式に鍛える筋肉を変えていき，1 週間で 9 種類すべてを終わらせてください．

❶壁に向かって腕立て伏せ（→大胸筋）

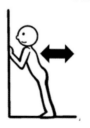

❷仰向け膝立てヘソを見る（→腹直筋）

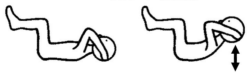

❸胸張り・丸め（→広背筋，僧帽筋）

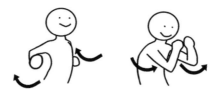

❹机につかまり足反らし（→大臀筋）

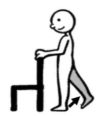

❺机につかまり足外へ（→中臀筋）

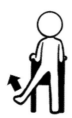

❻イスに座って膝伸ばし（→大腿四頭筋）

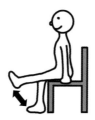

❼足踏み（→腸腰筋）

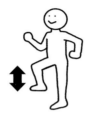

❽ハーフスクワット（→下腿三頭筋）

❾イスに座ってつま先立ち，そっくり返し（→下腿三頭筋,
前脛骨筋）

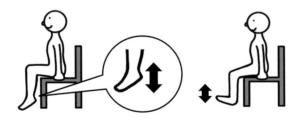

これはなかなかキツイですよ・・・

【対策 11】脳を元気にするビタミン B 剤

　脳は非常に大食いな臓器です．しかも栄養源は糖質だけです．
しかし糖質だけでよいかというと，糖質を代謝するビタミン B 群
も一緒に摂らなければいけません．現代人はビタミン B も低下し
ていることが多く，これは脳の栄養失調を引き起こします．
　ビタミン B1，B12 は自律神経の代謝にも使われます．ストレ
スで痛んだ自律神経も回復させます．B1 は豚肉や落花生，B12
は魚介類やゴマなどに多く含まれます．

 豆知識 ③ ビタミン B の作用は？

　ビタミン B 群は糖質，脂質，タンパク質の 3 大栄養素を補助する
ことで，①体の各組織の維持，②エネルギー代謝，を助けます．

　①組織の維持
　ビタミン B1　→　脳，末梢神経
　ビタミン B2　→　肌，爪，髪
　ビタミン B6　→　肌，髪，歯
　ビタミン B12，葉酸　→　血液，末梢神経
　ナイアシン　→　皮膚，粘膜

　②エネルギー代謝
　糖質代謝：ビタミン B1，B2，B6，ナイアシン，パントテン酸
　脂質代謝：ビタミン B2，ナイアシン，パントテン酸
　タンパク質代謝：ビタミン B2，B6，B12，パントテン酸

【対策 12】 神経細胞が腐らないように抗酸化物質を取る

　活性酸素は細胞，臓器を腐らせる触媒のような働きをします．活性酸素は老化のほかに過激な運動，アルコールの多飲，紫外線などで増加しますが，外から受けるストレスも活性酸素の元になります．

　神経細胞も活性酸素によりサビつかされ，腐ることにつながります．その過程で活性酸素はアミロイドβを凶暴にして神経細胞を壊します．活性酸素を抑える抗酸化物質は神経細胞が腐るのを予防する防腐剤の役割をします．

　抗酸化物質としてポリフェノール，カロテノイドなどいろいろ挙げられますが，基本はビタミン E（魚介類，カボチャなど）とそれを補助するビタミン C（野菜，果物）です．

 豆知識 ④ 抗酸化物質にはどのようなものがある？

　ポリフェノールもカテキン（緑茶），アントシアニン（赤ワイン），クルクミン（カレー），ルチン（そば），イソフラボン（豆），フェルラ（玄米）など多種あります．

　カロテノイドにもβカロテン（緑黄野菜），リコピン（トマト），ルテイン（ほうれん草）などが知られています．匂いの強い野菜に含まれるアリシンは抗酸化作用のほかに，代謝を上げる，ビタミン B1 の吸収を助けるなどでメタボにも有効です．

　抗酸化物質についていろいろな食材が報告されていますが，代表はビタミン E です．ビタミン E というとマグロ，うなぎなどの豪華な食材も多いのですが，カボチャで結構です．

【対策 13】 シナプスを元気にするビタミン B12 剤

　凶暴になったアミロイド β は神経細胞の出入り口であるシナプスを攻撃します．シナプスを鍛えて，アミロイド β の攻撃を防がなければいけません．シナプスは神経ホルモンが頻繁に出入りすることで鍛えられます．そのためには活動することです．前向きに努力，訓練を頑張ることが大切です．
　シナプスの成分であるビタミン B12 をしっかり摂ることも大切です．ビタミン B12 は魚介類に含まれます．魚介類を中心とした日本食には，ほかにも神経細胞を丈夫にする DHA，ビタミン D，カルシウム，マグネシウムなども豊富に含まれます．

> ストレスを減らすために
> “なまけとらんの”

　ストレスに良い食材をまとめると，以下のような食材がオススメです．

　①ストレスが多い→ストレスで消費される食材
　　・タンパク質
　　・ビタミン B：豚肉，ブロッコリー，卵，レバー，ゴマ
　　・ビタミン C：柑橘類，野菜

　②情緒不安定，うつ→セロトニンの元になる食材
　　・トリプトファン：納豆，米，牛乳

　③自律神経失調症→自律神経を作り変える食材

- ビタミンB12：魚介類，ノリ
- ビタミンB

④交感神経が強く活性酸素が溜まる→抗酸化食品
- ビタミンE：ナッツ，魚介類，ゴマ
- ポリフェノール：緑茶，赤ワイン，カレー，そば
- カロテノイド：ニンジン，トマト，おくら，カニ

⑤副交感神経が弱って内臓が弱っている→副交感神経を元気にする食材
- 発酵食品：納豆，味噌，ヨーグルト

　ストレスや自律神経失調にはメリハリのある生活が必要です．のんびりする時間も必要ですが，ダラダラしてばかりではいけません．「なまけとらんの」というように気をつけましょう！

> な＝納豆　　ま＝マグロ　　け＝玄米　　と＝豆腐
> らん＝卵　の＝ノリ

【対策14】睡眠の質を上げる適切な睡眠剤

　記憶は睡眠中に大脳辺縁系で整理されます．したがってしっかり眠ることは認知症予防には大切な行為で，訓練であるともいえます．睡眠剤を適切に使うのも一策だと思いますが，頻用は避けてください．一般の睡眠剤（GABA受容体作動薬）は精神安定作用があり，脳の機能を一時的に抑えて睡眠にもっていくため，脳の機能が低下してきたときは，余計に脳の機能が低下してしまいます．

"睡眠剤で認知症になる"わけではありませんが，"呆けてきたら余計に呆ける"ことになります．さらに頻用すると脳が睡眠剤をほしがるようになり（これを依存性といいます），止められなくなるのも問題点です．

　睡眠剤は頓服と考えて眠れなさそうな日だけ使用すれば，認知症予防にもなると思います．また最近は，脳の機能を抑えるGABA 受容体作動薬だけではなく，睡眠・覚醒の切り換えをよくする（睡眠の質を高める）オレキシン受容体拮抗薬，メラトニン受容体作動薬も開発されてきています．

 豆知識 ⑤ 睡眠剤の種類は？

（1）睡眠系の神経ホルモン（GABA）を増やす
　　　GABA 受容体作動薬
　　　　・ベンゾジアゼピン系
　　　　　エチゾラム（デパス），ブロチゾラム（レンドルミン）etc.
　　　　・非ベンゾジアゼピン系
　　　　　ゾルピデム（マイスリー），エスゾピクロン（ルネスタ）etc.

（2）覚醒系の神経ホルモン（オレキシン）を抑える
　　　オレキシン受容体拮抗薬
　　　　　スポレキサント（ベルソムラ），レンボレキサン（デエビゴ）

（3）体内時計を整える
　　　メラトニン受容体作動薬
　　　　ラメルテオン（ロゼレム）

【対策 15】いよいよ登板，レカネマブ！

　レカネマブを適切に使用すれば，認知症（アルツハイマー病）との戦争は十分に勝算があります．「アミロイドβが暴れているとき」が適切な使用時期ですが，これまでのドネペジルのように認知症症状が進んでからでは遅いといえます．

　しかし高価なレカネマブをそのような前から使用するわけにはいきません．認知症の手前の軽度認知障害（MCI），アルツハイマー病１期に入ったあたりが"落とし所"とは思います．

　レカネマブを使うタイミングに苦心するより，そのほかの対策も怠らない気構えが大切だと思います．その過程で適切にレカネマブ投与ということになれば，非常に喜ぶべきギフトととらえるべきです．

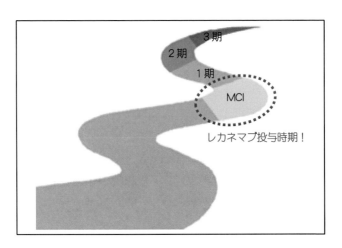

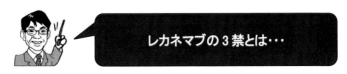

レカネマブの３禁とは…

せっかく高価なレカネマブを使うなら，以下のような人は少し問題があるかも…
　　①呆けが進んでからではダメ
　　②イヤイヤ使ってはダメ
　　③食事，運動，生活スタイル気をつけないとダメ

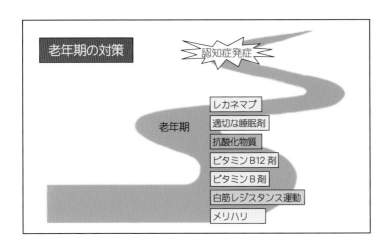

第6章

老後はフレイルに備える

6-1. 老後はフレイルがいけない

　老人病の根本にあるのがフレイルです．フレイルは「老後の心身虚弱化」のことをいいます．筋肉がどんどん減少して運動することが困難になっていきます．そうなると社会活動も徐々に減って，家に引きこもることになります．そのうちに脳，心臓，肺にも老化（フレイル）が及びます．動かずに家に引きこもっていれば，認知症が襲ってきたとしても無理ありません.

　フレイルの診断基準は以下のとおりです．下の5項目のうち3項目以上が当てはまるとフレイルと診断されます.

❶ 体重が減ってきた：年間 4.5 kg（半年で 2-3 kg）以上の体重減少

❷ 疲れる：なにをするのも面倒だと週に 3-4 日以上感じる

❸ 歩くのが遅くなってきた：通常歩行速度が 1m/秒以下

❹ 握力が低下してきた：男性 26 kg，女性 18 kg 以下

❺ 運動をしなくなった：定期的に運動，スポーツ，散歩をしなくなった

　そのほかに心臓フレイル（慢性心不全），肺フレイル（老人性肺炎），オーラルフレイル（滑舌，咀嚼，嚥下機能の低下），コグニティブフレイル（認知症前段階）なども提唱されています.

フレイルという用語を覚えておいてください！

6-2. 老後には"潮目"が変わる

　若いころ（中年期〜老年期）はメタボで病気が起こります．内臓脂肪，活性酸素，アミロイドβのような余りもの（有害物質）が溜まっていって病気が起こるのです．したがって，このころの病気は"余り病"であるといえます．

　ところが，それを通り越して生き延びた老後はガラッと様相が変わります．余りものが溜まらなくなり，むしろ減っていくのです．"溜める元気もなくなる"年まで生きたということです．有害物質が減っていくのはよいことですが，必要な栄養分まで減っていくのです．

　メタボからフレイルへ体内の"潮目"が変わる時期がくるということを意識していなければなりません．

> 栄養過多から栄養失調に
> どこかで潮目が変わる！

6-3.　老後はアミロイドβの勢いが止まる

　中年期にアミロイドβが脳内で増えていく，老年期になるころには凶暴化し神経細胞を攻めまくる，という「アルツハイマー病の道」をたどります．こうして神経細胞はどんどん死んでいくのですが，そのころ（すなわち，老後）にはアミロイドβの数はもう増えなくなります．しかし，アミロイドβの増殖の勢いが止まっても，神経細胞死は増え続けるのです．そして，やがてアルツハイマー病が襲ってくるのです．一般に老後の脳内病変の主役はアミロイドβではありません．

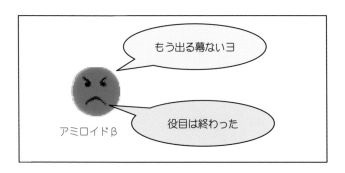

6-4. 神経ホルモンが分泌されなくなれば
認知症が近い

　神経細胞の減少に比例して認知機能が低下していくわけではありません．神経細胞から神経ホルモンが分泌され，情報が脳内に伝達されるですが，神経細胞が少なくなってきても頑張って神経ホルモンを分泌すれば，それほど認知機能は低下しません．

　しかし神経細胞のガンバリにも限度があります．持ち堪えられないほど神経細胞が減ったり，神経細胞の活力が低下すれば，神経ホルモンを出せなくなっていきます．脳内の情報が伝達されなくなるのですから，もの忘れなどの認知機能が低下してもおかしくありません．そして，そのうちに認知症を起こすまで神経ホルモンは枯渇してしまうのです．

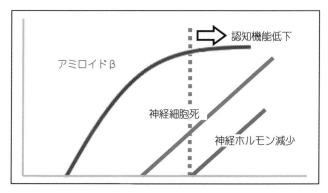

神経ホルモンの減少で認知機能が
低下していきます

6-5. 老後にフレイルで認知症へ

　老後は栄養，運動などが足りないから，病気が起こるのではないかと思います．それをフレイルが助長させます．たとえば栄養失調（タンパク質，ビタミン A, C, E など）や運動不足による免疫力低下に誤嚥が重なって老人性肺炎（肺フレイル）が起こります．また運動不足により足から心臓への血流が低下して心臓の負担が増えることに加えて，タンパク質やビタミンBといったような心筋の活動を支える栄養素が減って慢性心不全（心臓フレイル）が起きます．

　これらは代表的な老人病です．

　フレイルが脳にどのように作用するかというと，運動不足により脳血流が減少し，運動をコントロールする前頭葉の機能が低下するのです．前頭葉の指揮で神経ホルモンが分泌されるために，神経ホルモンの出る機会が減ってしまうのです．

　栄養失調で神経ホルモンの原料がなくなれば，さらに神経ホルモンが脳内に行き渡らなくなり，認知機能が低下していきます．これがコグニティブフレイル（脳フレイル）で，やがて認知症に至ってしまうのです．

フレイルで神経ホルモンが減る！

6-6. 筋肉を増やそう！

　フレイルでは体内のいろいろなものが減っていきます．栄養，筋肉，脳血流，神経細胞，神経ホルモン…．歩くのに必要な筋肉，脳血流が減ると，歩行機能も落ちていきます．歩行が困難だからといってなにもしないと，脳内で神経ホルモンが分泌される機会が減っていくのです．ということは神経ホルモンを増やすためには歩いて筋肉や脳血流を増やすことが大切なのです．

　中年期において，アミロイド β を抑えるため内臓脂肪を減らす努力をするように，老後は神経ホルモンを減らさないため筋肉，脳血流を増やす努力が大切です．アミロイド β の代わりに内臓脂肪を調べるように，神経ホルモンの代わりに筋肉や脳血流を調べるのもアプローチの方法です．

> 筋肉を増やせば神経ホルモンも
> 増やせる！

6-7.　老後の対策は…?

【対策 16】食べて，動いて，働いて

　老後は何でもいいから"食べる"ことが大切です．栄養失調で
筋肉がやせると，動きにくくなり，したがってそれまでのように
活動（仕事）できなくなります．

　老後は筋肉だけでなく，いろいろなパーツが壊れて減っていき
ます．その主成分がタンパク質で，神経ホルモンも主にタンパク
質（アミノ酸）からできています．

　栄養を摂ったら，それが筋肉になるように"動く"ことが必要
です．そして社会の一因として"働く"意欲をもってください．
以前のように働くことは無理だとしても，社会のために何らかの
活動をすることは可能ではないでしょうか．社会との接点を保ち
続けてください．

　フレイル予防には"食べて，動いて，働いて"が合言葉です．
"食べて"＝十分に栄養を摂って筋肉や神経ホルモンを増やす．
"動いて"＝転倒しないようしっかりゆっくり歩く．筋トレも．
"働いて"＝外出（ヒマを減らす），イベント参加，仕事，家事．

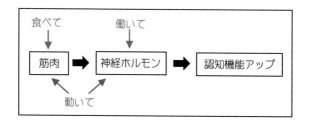

【対策 17】筋肉を増やして平衡感覚を鍛える足踏み

　フレイルトレーニングの基本はしっかり散歩することです．しっかりとは"転ばない"ということで，1歩1歩を大きく，足を高く上げて歩くことが大切です．1日3,000歩，1週間で20,000歩を目安に頑張りましょう．

　散歩が困難なら屋内で足踏みをしましょう．1秒で1回のペースで足踏みすると，1回でだいたい2歩分の散歩にあたります．8分間（歌謡曲2曲分）足踏みすれば1,000歩になります．足踏みは足をゆっくり高く上げるので，お尻の大きな筋肉も強くなるし，平衡感覚も鍛えられます．

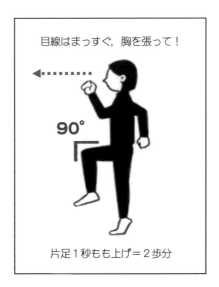

目線はまっすぐ，胸を張って！

90°

片足1秒もも上げ＝2歩分

歌を唄いながら歩調を合わせれば，
大脳辺縁系と前頭葉に効きます！

【対策 18】脳血流を増やす脳循環改善剤

　フレイルでは脳血流が低下します．筋肉が減って足を動かさなくなれば足の血流が減り，脳への血流も減少するのです．脳血流が低下すると脳が栄養失調になるため，認知機能も低下します．がんばって歩いて脳血流を増やせば，脳の栄養失調も防げます．

　脳血流を増やすため，脳循環改善剤も使われます．その結果，脳貧血症状が改善し，フラツキが減り，認知機能も改善するかもしれません．フレイルでは，フラツキのため，歩くのを嫌がる人もいます．そのために，フレイルはさらに悪化してしまうことになります．

 豆知識 ⑥ 動脈硬化の後は脳貧血

　同じ患者さんを定期的に頸動脈エコーなどで動脈硬化チェックしていると，だいたい 75 歳くらいでプラークは増えなくなります．動脈硬化が止まるのです．しかし，その後に襲ってくるのが脳血流の低下です．血管は加齢とともに硬くなっていきますから，血液を速く送れなくなるのです．

　動脈硬化が進まないということはメタボが止まったということで，大きな脳卒中は起きにくくなるのですが，代わりにフレイルで脳血流が低下すると脳に栄養が行きにくくなり，脳貧血の状態を起こすことになります．

　そのようになると，まずフラツキが起こります．寝たときより立ったときのほうが血液は脳に届きにくくなるため，立ち上がっ

たときや歩いているときに脳貧血は起きやすくなります．フワッーとした浮遊感を感じることがあるならば，脳貧血が疑われます．さらに進むと，認知機能まで低下していきます．

　脳自体が老化して認知症が起きるばかりでなく，弱った脳に栄養が行かなくなれば，さらに認知機能低下に拍車がかかります．脳血流だけでも増やしたいものです．それには，まずは歩くこと，次に脳循環改善剤です．歩かなくては脳循環改善剤もあまり効果がありません．

【対策 19】美味しい食事

　老後にフレイルが起こると認知症に一直線です．メタボの後は，一転フレイルが待っています．栄養過多から，一転栄養失調に気をつけなければなりません．したがって豪華な美食を心がければよいのです．"あれを食べてはいけない"ではなく，"あれを食べよう"と積極的に食事をすべきです．

　栄養失調の第1は，タンパク質不足です．すなわち，おかずをしっかり食べることが必要です．血液検査で総タンパク質の値が6.5 を切らないように注意してください．"肉より魚"の時期はすぎました．肉でも何でも美味しい物を好きなだけ食べるようにしてください．

"ひまごうまれた"です！

　フレイルに良い食材をまとめると，以下のような食材がオススメです．

① 体内の部品の元
　・タンパク質：ヒレ肉，マグロ，卵，豆
② 代謝を補助
　・ビタミン：ウナギ，レバー，ゴマ
　・ミネラル：松茸，ワカメ，アーモンド

　昔と違って，100歳まで生きられる時代です．孫どころか，ひ孫がどんどん生まれ，そのひ孫が年ごろになるまで活躍したいものです．「ひまごうまれた」でいきましょう！

ひ =ヒレカツ　　ま =マグロ　　ご =ゴマ（ごはん大盛）
う=うなぎ　　ま=松茸（豆）　　れ=レバー　　た=卵

【対策20】旅　　行

　旅行をしたくてもできない要因のひとつとして，歩行機能の低下が挙げられ，その背景にフレイルがあるのです．フレイルで運動能力が落ちて，運動の機会が減る．旅行どころか外出も減る．自宅に巣ごもりすることが多くなり，さらに足腰も弱っていくという悪循環です．もうひとつ，旅行を困難にするのが認知機能の低下です．フレイルで呆けも忍び寄ってくると旅行を計画できなくなり，また誘われても意欲の低下があると旅行を嫌がるようになります．
　日帰り旅行でもよいので定期的に旅行を計画しましょう．それも無理なら，毎日の散歩，足踏みの歩数から何キロ歩いたかを計算して，どこまで歩いたかという"なんちゃって旅行"をするのも一興です．

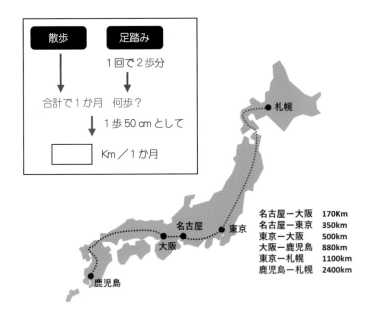

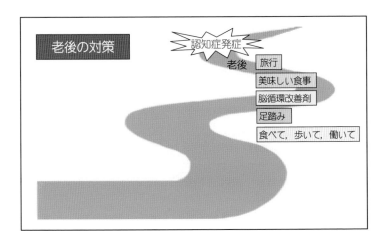

第7章

認知症が始まったら
EQ（こころの知能指数）をアップする

7-1. 認知症になったら，どのように 過ごしますか？

　これまで認知症を少しでも防ぐ対策を述べてきましたが，いつか は認知症が始まることも覚悟しなければなりません．認知症が発症 する地点は「アルツハイマーの道」のどのあたりなのでしょうか？ これまで述べてきたように，アルツハイマー病は発症する 20 年前 から脳内で病変が始まります．そして人生 100 年時代では，80 歳ご ろに発症したとすれば，さらに 20 年も生きることになります．

　認知症が発症した地点は，終着点でなく中間地点なのです．認 知症になったからといって諦めるのでなく，再出発のつもりでエ ンジンをかけ直す必要があります．その鍵は何なのか？　これか ら説明していきたいと思います．

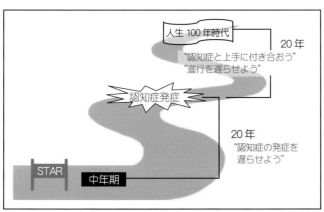

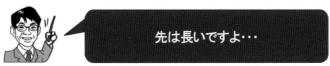

先は長いですよ・・・

7-2. 認知症の中核症状（IQ低下）と 周辺症状（EQ低下）

　認知症には中核症状と周辺症状があります．アルツハイマー病では記憶力，集中力，注意力，実行力などが落ちていくことで生活に支障が生じます．これが中核症状で，IQ（知能指数）の低下ということです．中核症状は徐々に進行していきます．

　中核症状が進んでいく過程で周辺症状，すなわち EQ（こころの知能指数）の低下が目立つようになる例もみられます．中核症状の低下で自信がなくなり，情緒が不安定になったり，無気力が目立つようになるのです．このような状態が EQ の低下です．

　認知症において IQ の低下より厄介なのは，情緒や意欲が障害される EQ の低下だと思います．いくらもの忘れがひどくてもニコニコとやる気のある認知症患者は周りを明るくする役割すらあります．情緒，意欲がダメ，すなわち EQ が低下した患者は周りを疲れさせます．"可愛くない認知症"になってしまうのです．認知症が始まったとすれば，EQ が鍵と考えてください．

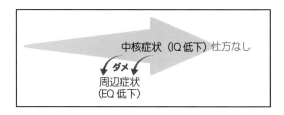

EQ に注目！

7-3.　もの忘れなど気にしない！

　家族も含めて，もの忘れを非常に気にする人がいます．しか
し，前節でも述べたように IQ の低下より EQ の低下が家族を苦し
めるということを忘れないでください．IQ の低下は老化現象で
す．顔のシワが増えるようなものです．顔のシワをそれほど悲観
したり，周りが注意するでしょうか？　家族がもの忘れをくどく
ど批判すると，患者さんは精神的に追い込まれて，EQ がさらに
低下していってしまいます．

　周辺症状は周りを疲れさせることから，EQ をよくすることが
肝心です．中核症状が進む（IQ が低下していく）のは仕方のないと
ころですが，周辺症状（EQ）は個人差が大きく，改善も望めま
す．

もの忘れより EQ アップ！

7-4. 進行予防のための"しない"の五箇条

　以上のように EQ アップを目標にして，認知症進行予防の"しない"の五箇条を患者さんに，毎日声を出して読んでもらうとよいと思います．当てはまるところはございませんか？

　毎日の積み重ねで認知症が進行するのを止めるよう心がけるのです．

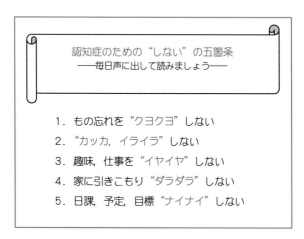

認知症のための"しない"の五箇条
――毎日声に出して読みましょう――

1. もの忘れを"クヨクヨ"しない
2. "カッカ，イライラ"しない
3. 趣味，仕事を"イヤイヤ"しない
4. 家に引きこもり"ダラダラ"しない
5. 日課，予定，目標"ナイナイ"しない

7-5.　大脳辺縁系と前頭葉が EQ を左右する

　もの忘れが強くても，ニコニコと過ごし，日々努力しようとする患者さんは応援したくなります．このような人は IQ が低下して悪くなっても EQ がよいのです．EQ をよくする，すなわち，周辺症状を減らすためには大脳辺縁系と前頭葉が重要です．大脳辺縁系は情緒，前頭葉は意欲，気力を形づくります．大脳辺縁系と前頭葉に注目してください．

　EQ をよくするということは，"イヤな認知症"にならないようにするということです．そのためには大脳辺縁系と前頭葉をよい状態にすることが大切です．傷つきやすい大脳辺縁系を癒し，脳のリーダーである前頭葉を活性化することです．それにより周辺症状（EQ）が改善する可能性があります．

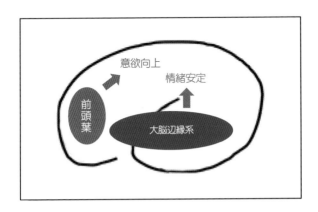

7-6. EQ をチェックしよう

　さて前節からわかるように，EQ が悪いのは，大脳辺縁系が傷
ついており，前頭葉に元気がない人ということになります．EQ
をチェックするには，以下の大脳辺縁系チェック & 前頭葉チェ
ックを試してみてください．

- 大脳辺縁系チェック；情緒不安の指標
  - ① 面倒に思うことがある
  - ② すぐにイライラする
  - ③ 元気がなく，くよくよする
  - ④ 日によって機嫌が異なる
  - ⑤ じっとしていられない
  - ⑥ 暴言，暴行をすることがある
  - ⑦ 夜，眠れない
  - ⑧ 探し物をすることが多い
  - ⑨ 助言や介護に抵抗する
  - ⑩ 混乱，錯覚，興奮する

- 前頭葉チェック；意欲低下の指標
  - ① 楽しく外出することが少ない
  - ② 楽しく他人と会話できない
  - ③ 教室やリハビリをよく休む
  - ④ 仲間と一緒に行動できない
  - ⑤ 1日の目標が立てられない

⑥ 作業に取り組む意欲がない

⑦ 数日後，数週間後に楽しみな予定がない

⑧ 好きなこと得意なことを楽しく行うことが少ない

⑨ １週間の日程が決まっていない

⑩ 今日着る洋服を決められない

※それぞれ 10 項目中３つ以上満たすと問題があると考えて
　ください.

> もの忘れがひどいがニコニコ,
> もの忘れは軽いがイライラ.
> どちらが好きですか？

　可愛い認知症になるための鍵は EQ アップです．すなわち，大脳辺縁系，前頭葉を整える努力，工夫が大切なのです．先ほどの大脳辺縁系，前頭葉チェックで，だいたい自分は脳のどこが弱っていて，なにを改めればよいのかの当たりをつけてください.

　EQ アップによって，進んで訓練したりイベントに参加する，さらに服薬に取り組めば，IQの低下も抑えられる可能性がアップすると思われます．総合的にみて，認知症の進行は数年は抑えられるはずです.

> 情緒を安定させるか？
> 意欲を向上させるか？

7-7. ストレス，フレイルを予防しよう！

　メタボ，ストレス，フレイルの順に認知症（アルツハイマー病）を予防するということは繰り返し説明してきましたが，認知症発症後においてはメタボの管理はもはや必要ないと思います．

　一方，ストレスは老年期から気をつけるべきですが，老後になって認知症が始まっても，しっかり管理すべきです．一般にストレスにより EQ が低下していくと考えられるからです．イライラカッカ（情緒不安）ができる限りないように気をつけましょう．生活スタイルは「メリハリ」を心がけてください．

　次に何といってもフレイル予防です．フレイルは直接の認知症の誘因であるばかりか，認知症が始まってからも，どんどん認知症を進行させてしまいます．イヤイヤ（意欲低下）はいけません．「食べて，動いて，働いて」を心がけましょう．

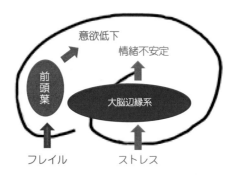

EQ の低下はストレス，フレイルで進む！

7-8. EQ アップの対策を考える

【対策 21】もくもくワクワク

　傷つきやすい大脳辺縁系を守るために，単純な作業や運動を続ける「もくもく」作業，「もくもく」運動がオススメです．作業や運動以外でも，音楽を聴く（音楽療法），香りを楽しむ（アロマテラピー），昔のことを思い出す（回想療法），ペットを可愛がる（ペットテラピー）なども「もくもく効果」があります．

　そして，脳のリーダーである前頭葉を元気づけて脳内の活気を高めることも重要です．そのためには「ワクワク」しなければなりません．課題や目標をやり遂げる，楽しみな行事を待つ，頑張

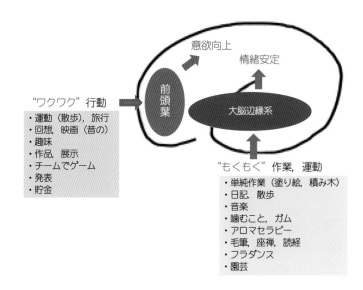

った成果を形にする，褒めてもらったときなどに「ワクワク効果」が現れます．前頭葉が機能低下すると，脳全体に活気がなくなり，認知機能が全体的に低下します．特に無気力，拒絶など後ろ向きの認知症患者には「ワクワク」が有用です．

いくつになっても"もくもくワクワク"は
重要です！

【対策 22】散歩，日記，趣味

　認知症の訓練として散歩，日記，趣味が大切だと思いますが，これらが大脳辺縁系や前頭葉にどのように働くか考えてみましょう．散歩なら，もくもくと単調な散歩でも続けることが大脳辺縁系の強化になります．散歩の途中で美味しい店に入る，美しい花を見る，ここまで歩くという目標達成でワクワクして前頭葉強化につながります．

　日記はその日の記憶（近時記憶といいます）を思い出す訓練なので，大脳辺縁系のなかの海馬を強化します．もくもくとその日の出来事を思い出してください．面倒でも毎日やり遂げれば，前頭葉も鍛えられます．さらに，明日とか来週の予定を立てることも前頭葉を元気にします．さまざまな計画や目標等がワクワク感を高めていきます．

　趣味がなくなった人は，いまこそもう一度趣味を再開しましょう．好きだから趣味にしていたわけなので，やり始めたら大脳辺縁系が癒されて，もくもく熱中するはずです．少しでも上達しようとする努力，上手くなったという達成感，人から褒められる満足感で前頭葉は元気になり，ワクワクします．

散歩, 日記, 趣味で 前頭葉,
大脳辺縁系を強化してください！

【対策 23】まだまだ使えるドネペジル（アリセプト®）

　アルツハイマー病を 2～3 年くらい "止める薬" であるドネペジルについて, 服用のコツを記します. たかが 2～3 年, されど 2～3 年です. ドネペジルは神経ホルモン（アセチルコリン）を補充する薬です.「アルツハイマー病の道」の第 3 段階である神経ホルモン減少の時期には効果を発揮するはずです.

　ドネペジルを服用しても, ちっとも効かない例はアルツハイマー病がかなり進行した例です. 神経ホルモンが激減して少しくらい補充しても "焼け石に水" になってしまえば, もう遅いのです. それからイヤイヤ服用してたとすれば効くものも効きません. 池の鯉に餌をやっても, 鯉が口を開けて餌を食べなければ役に立たないのと同じです. 患者さんが前向きに "効果がある" と思って飲まなければ, 効果は期待できないのです.

 豆知識 ⑦ アルツハイマー病で不足する
　　　　　　　　脳内ホルモンは？

　アルツハイマー病では脳内のアセチルコリンが不足するため, 記憶力が低下するのですが, ほかにも不足する神経ホルモンがあります. 情緒を形成するセロトニン, 意欲を増すドパミンなども不足しがちです. セロトニンは大脳辺縁系に作用して情緒を安定させ, ドパミンは前頭葉を活性化します. アセチルコリンは "テ

キパキ”，セロトニンは“もくもく”，ドパミンは“ワクワク”
を引き起こします．

【対策 24】足らない神経ホルモンは EQ アップ食で

　記憶力を高めるアセチルコリンの元のレシチンのほかに情緒を
安定させるセロトニンの元のトリプトファン，意欲を高めるドパ
ミンの元のチロシンなど．EQ を高める食材もたっぷり摂るべき
です．そのような訳で，EQ アップ食として「ぼけとらんな」は
いかがでしょう？

　EQ アップによい食材として以下のようなものが挙げられます．
　①ストレスに強くなる食材
　　・トリプトファン：納豆，米，牛乳
　②ストレスで消費される食材
　　・タンパク質
　　・ビタミン B，ビタミン C
　　・ミネラル
　③神経ホルモンの元になる食材
　　・タンパク質一般
　　・レシチン(アセチルコリンの元)：大豆，卵黄，小魚
　　・トリプトファン(セロトニンの元)
　　・チロシン(ドパミンの元)：チーズ，豆，たけのこ，コーヒー

ぼ =干し魚　け =玄米　と =豆腐　らん =卵　な =納豆

　どんどん楽しく食べて，"ぼけとらん"と胸を張りましょう．
料理を自分でつくる，選ぶともっと効果的です．「ぼけとらん
な」でいきましょう！

ぼけとらんな！

【対策 25】介護保険を利用する

　介護保険は，脳や身体が不自由になったときに備えて，若いう
ちからお金を積み立てておく制度です．介護保険が導入されて
20 年以上が経ちましたが，現在では介護保険によるサービスな
しでは暮らしていけない患者（家族）が大勢います．有り難い制
度です．しかしこの介護保険制度を理解していない人がたくさん
います．あまりこの制度を勧めない医者も多いと思います．介護
保険を使うためには，医者の証明（主治医意見書）が必要です．
そこで止まっていては，先に進めないのです．
　認知症と診断されたらすぐに介護認定を受けるくらいでよいと思
います．はじめは予防，進んできたら介護や日常生活援助．これら
は医療保険でなく介護保険が主体になります．介護サービスを受け
て少しでも認知症の進行を抑え，家族の負担を減らしましょう．

 豆知識 ⑧ 介護保険あれこれ

（1）介護サービスを早めに受ける
　介護保険によるサービスをなかなか受け入れない患者さんもみ

えます．これは介護保険の内容を理解できないためもあります．
何か面倒くさいという理由以外に，人に情けを受けるのがイヤと
背を向けるのです．しかし考えてみたら，年金も老後の生活の足し
にするため，若いときから積み立てておく備えです．年金はいただ
くのに，介護サービスは拒否するというのも，おかしい話です．

（2）ケアマネジャー

　介護認定は，まず患者（家族）が希望して地域の福祉課に申し
出ると，主治医意見書が主治医のところに送付され，それに医師
が介護が必要であることを証明して，介護度が決定するところか
ら始まります．そこまでは医師がやることで，そこからはケアマ
ネジャー（ケアマネ）が各家庭を訪問して，適切な介護サービス
を提案してくれます．ケアマネしだいで，その後の介護生活が決
まるといっても過言ではありません．

（3）デイサービス

　デイサービスとは介護保険を使って脳や身体の訓練，進行した
ときは入浴や食事の介護を受けるという施設です．認知症という
ことで，デイサービスを勧められたときは拒否せずに通うことが
大切です．同レベルの患者さんが協同して脳トレに取り組む数時
間は，自宅に1人でいるより有益ではないかと思います．

（4）ヘルパー

　ヘルパーさん（介護職員）が自宅を訪問し，生活援助をしてく
れます．買い物や料理の手伝いが受けられます．ひとり暮らしの
人はたいへん助かるし，その間自分の時間がもてます．他人が家
に入ることを嫌がる利用者もいますが，上手に付き合うと，非常
に助かるサービスだと思います．ただ人対人ですから，相性が合

わない場合は変わってもらうことも可能です.

（5）ショートステイ

　介護する家族も休まなければなりません. 現在の病院は預かり所ではないので入院はできません. 介護保険を使ったショートステイが疲れた認知症家族の救済になると思います. ショートステイの間，家族はゆっくり休んだり，有意義に自分の時間を使うことができます.

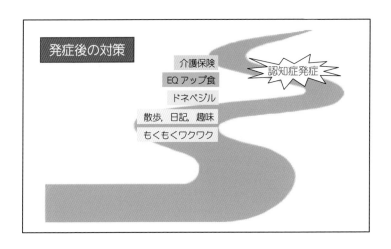

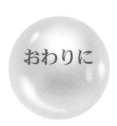

おわりに

　中年期から老年期にかけて，ガン，血管障害で日本人は命を落とすわけです．これらを乗り切ってヤレヤレと思っていると，老後に襲ってくるのが認知症です．認知症（特にアルツハイマー病）を悪化させていくのが，メタボとは真逆なフレイルです．現在，認知症は700万人いると推定されます．フレイルもそれくらいでしょう．ともに医療費に加えて介護費がかかりますから，少なく見積もっても月に 10 万円必要になってきます．それぞれ 500 万人ずつとしても，年間で 6 兆円以上かかるという計算になります．認知症とフレイルは重なり合うので，6 + 6 = 12 兆円かかるわけではありませんが，介護する家族の負担（インフォーマルケアコスト）が認知症だけで 6 兆円かかりますので，認知症だけでも年間 12 兆円ということになります．ガンとメタボを合わせての 2 兆円よりはるかに高額なのです．

　そのような背景から，2020 年（令和 2 年）より 65 歳以上の人に認知症検診が開始されました．近い将来，フレイル検診も導入されなければならないでしょう．これまではメタボとガンを抑えて医療費を減らす政策でした．その結果，平均寿命もどんどん伸びてきました．100 年時代が到来しようとしています．寿命が伸びると，認知症やフレイルが増えるのは当たり前で，それにかかるお金は既に記したとおり非常に高額です．皮肉な言い方をすれば，メタボ健診や人間ドックのおかげで寿命が伸びて，認知症やフレイルの年齢まで生き延びた代わりに，老後のお金に悩まされ

る事態が起こっているのです.

　国家経済の観点から考えてみましょう. 平均寿命が伸びるのは喜ばしいことですが, 医療保険や介護保険の負担が限界に近づきつつある現状をみると, 中高年のメタボ健診やガン検診などが自らの首を絞めているという, うがった見方もできるのです. 100年社会を目指すなら, 国民に心身ともに健康でいてもらうしか国家存続は無理ということになります. 100年時代を間近にひかえた現在, 国策の力点が認知症検診やフレイル検診に変わるのは, 当然の流れだといえます.

　確かにレカネマブは大変なお金がかかります. しかし認知症の早期診断が広がれば, レカネマブが真価を発揮できる対象もグッと増えるでしょう. 認知症が 1,000 万人に達したなら, その手前（MCI）の人たちも同数くらいはいるでしょう. 合計 2,000 万人です. そのうちの 10%, すなわち 200 万人をレカネマブで救えたら, どのような経済効果が得られるでしょう？ 認知症にかかる最低月 10 万円の医療費, 介護費が必要なくなるばかりでなく, 認知症による生活の制限がなくなり, クオリティ・オブ・ライフ（QOL）が改善します. 10 年間認知症が抑えられたなら, 医療費・介護費（約 2,000 万円）, インフォーマルケアコスト（約 2,000万円）が節約され, 200 万人なら 200 万人×（2,000＋2,000）万円=80 兆円の経済効果ということになるのです.

　お金の話ばかりして恐縮ですが, 経済あっての医療です. 私は以下のような方向性でアルツハイマー病に臨むのがよいと考えます.

① まず検診でアルツハイマー病 "前後" に差しかかっているかどうかを調べる.
　　　↓
② もし引っかかっていたなら精密検査を受けて, 正確な診断

（アルツハイマー病，MCI，それ以前）により，レカネマブの
適応があるか否かの判定を受ける．
↓
③ レカネマブの適応と決定したなら，保険診療でレカネマブ
の治療を受ける．
　患者の意思を尊重してレカネマブは導入するが，導入す
るならば，食事，運動，脳トレなどの工夫，努力も平行し
て行う．
↓
④ 時期尚早と診断されたら，その後の定期チェック，予防の
指導を受ける
↓
⑤ 進行した認知症でレカネマブの適応でないなら，従来の治
療（？）を受けるかどうかを自己決定する．

　20 年以上続いたドネペジルを中心とした従来の治療からレカ
ネマブによる新しい治療にアルツハイマー病への戦略は変わろう
としています．それならば生活スタイルなども自覚をもって臨な
なければならないと思います．そのためには，メタボ，ストレ
ス，フレイルを適切に予防すべきではないでしょうか …．

さらば、認知症…

人生100年時代を生き抜くために

2023 年 11 月 20 日　第 1 版

定　価　　本体 2,400 円＋税
編著者　　渡辺正樹・勝野雅央
発行者　　吉岡千明
発行所　　株式会社 ワールドプランニング
　　　　　〒162-0825　東京都新宿区神楽坂4-1-1
　　　　　Tel：03-5206-7431
　　　　　Fax：03-5206-7757
　　　　　E-mail：wp-office@worldpl.co.jp
　　　　　https://worldpl.co.jp/
振替口座　00150-7-535934
印　刷　　三報社印刷株式会社